Die Kraft der Farben

Karin Hunkel

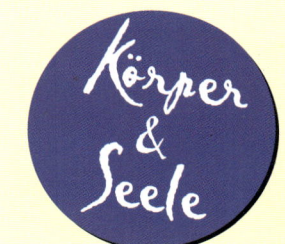

Körper & Seele

Ganzheitliche
Farbberatung
—
Zu mehr
Gesundheit,
Schönheit,
Wohlbefinden

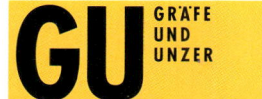

GU GRÄFE UND UNZER

Inhalt

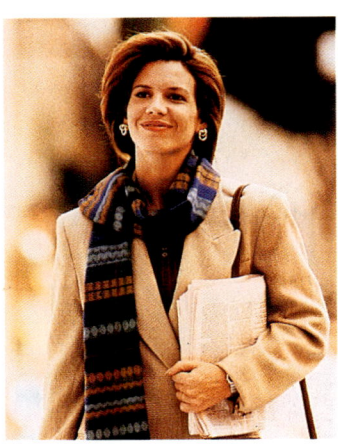

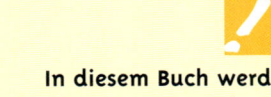

In diesem Buch werden
Anwendungsbeispiele und
Methoden genannt, die dazu
dienen können, die Heilkraft
der Farben (und der Edel-
steine) zu erfahren. Ob und
inwieweit Sie Farben nach
meinen Empfehlungen
anwenden, um Ihre Beschwerden zu lindern, können Sie
nur selbst in eigener Verant-
wortung entscheiden.

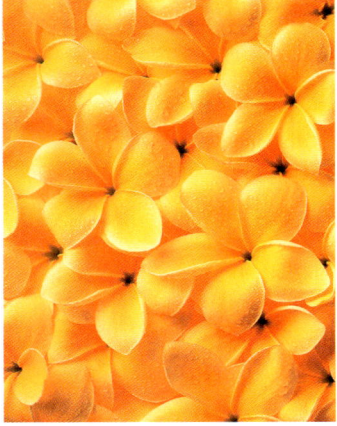

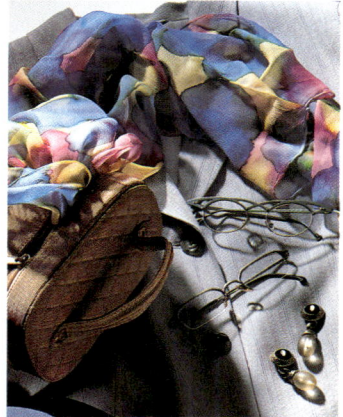

Inhalt

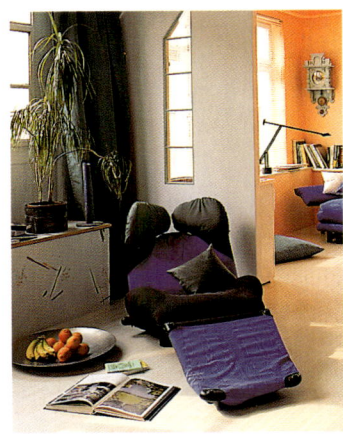

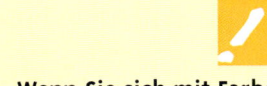

Wenn Sie sich mit Farben selbst behandeln, achten Sie bitte auf die Hinweise im Text, insbesondere auf die Notwendigkeit, bestimmte Behandlungszeiten einzu-halten. Bei unklaren oder länger andauernden Be-schwerden holen Sie bitte immer ärztlichen oder therapeutischen Rat ein.

Ein Wort zuvor

Geht es Ihnen auch so, daß Sie im Frühjahr nach der langen »farblosen« Winterzeit gar nicht genug bekommen können von dem kräftigen Grün der Blätter und Wiesen und den zauberhaften Blütenfarben? Wenn ich den strahlend blauen Himmel und die neue Farbenpracht erlebe, fühle ich mich gleichsam mit der Natur neu geboren.

Farben sind außergewöhnliche Kräfte. Sie sind tatsächlich mehr, als nur »schön anzuschauen«. Es gibt keinen einzigen Menschen, der Farben vollkommen neutral – das heißt emotionslos – aufnimmt. Farben beeinflussen unser Denken und Fühlen. Mit ihrer Energie wirken sie auf uns, hinterlassen einen Eindruck, schaffen ein »Image«, beeinflussen unsere Psyche und unsere Organfunktionen – jede Farbe auf ihre spezielle Weise.

Farben sind das Kleid unserer Persönlichkeit. Tragen wir die richtigen Farben, lassen sie uns nicht nur äußerlich attraktiver aussehen; sie können zum Vermittler unseres Wesens werden, uns zu einer Ausstrahlung verhelfen, die mit unserem Innersten identisch ist. Sie sind aber auch ein wirksames Medium, um ein bestimmtes Image zu vermitteln, etwa im Berufsleben.

Darüber hinaus können Farben zu alltäglichen »Heilern« werden, wenn wir es verstehen, sie mit Freude und mit unserem Herzen einzusetzen. Umgeben Sie sich mit Farben nach Lust und Laune, ob mit der Kleidung oder in der Wohnung! Farben werden zu unseren Verbündeten, wenn wir die Wirkung jeder einzelnen für uns positiv und unterstützend anwenden. Bei vielen Beschwerden können sie lindernd und heilsam wirken.

Nutzen Sie die Kraft der Farben für ein ganzheitlich gesundes Leben. Dieses Buch soll Ihnen als Einladung und als Anleitung dienen, die richtigen Farben für Körper und Seele kennenzulernen und im Alltag anzuwenden.

Gestalten Sie Ihr Leben farbenfroh!

**Karin Hunkel,
Farbberaterin und
Ausbilderin, Leiterin des
»INDIGO-Zentrum für Ganz-
heitliche Farbberatung«,
Frankfurt**

Danke!

Dieses Buch wäre nicht realisierbar gewesen ohne die intensiven Erfahrungen, die ich mit meinen Seminarteilnehmern/-innen machen durfte. Ihnen allen gilt mein herzlicher Dank.

Ein besonderes »Dankeschön« möchte ich meinen beiden Freunden Elke Gutbier und Gerald Luchtmann für ihre liebevolle Unterstützung bei der Entstehung dieses Buches aussprechen.

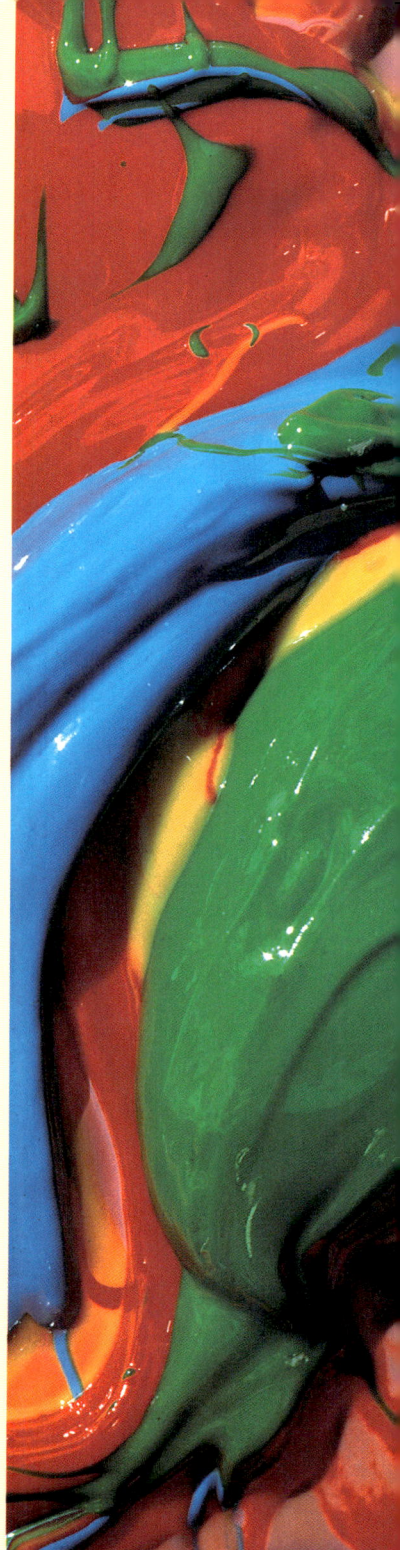

Lust auf Farbe?

Himmelblau,
Sonnengelb, Rosenrot,
Giftgrün … Was sind
Farben eigentlich?
Und wie wirken sie?
Warum gibt es
Lieblingsfarben, und
was sagen sie über
uns aus?

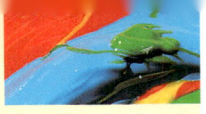

Die Kraft der Farben

»Wer wird vor allen hochgeschätzt?
Der Farbenkünstler! Und mit Grund!
Er macht uns diese Welt so bunt.«
Wilhelm Busch

Farben sind »in«

Sich mit Farben zu beschäftigen, liegt voll im Trend: Die Medien sprechen von der »Macht« der Farben; für Frauenzeitschriften sind sie zum Thema Nummer Eins geworden; auch die Modeindustrie erwacht aus ihrem schwarz-beige-grauen Einerlei. Ungeahnte Farbkombinationen werden tragbar. Allgemein wächst der Mut, Farben, die bisher abgelehnt wurden, an sich selbst auszuprobieren.

Es hat sich sogar ein neuer Beratungs-Service etabliert, die Farb- und Typberatung: Wer nämlich die Farben trägt, die ihm optimal stehen, kann dadurch enorm an Ausstrahlung gewinnen.

Aber Farben können uns nicht nur attraktiver machen, sondern vor allem unser Wohlbefinden in vieler Hinsicht positiv beeinflussen.

»Farben sind Strahlungskräfte, die auf uns in positiver oder negativer Weise einwirken, ob wir uns dessen bewußt sind oder nicht.«
Johannes Itten, 1888-1967, Schweizer Maler und Kunstpädagoge

Treiben Sie es ruhig bunt!

Die Farben der Natur sind für uns ganz selbstverständlich. Wir erfreuen uns im Frühjahr an ihrer Wiederkehr und beklagen die meist graue Zeit der kalten Monate.

Alles Farbige verschönert unsere Welt und bereichert unsere Sinne, bringt Leben in die graue Tristesse. Denn Farben haben eine Kraft, die auf jeden wirkt, ob uns dies bewußt ist oder nicht. Wir nehmen sie emotional wahr, ohne daß wir dafür besonders sensibel sein müßten. Farben wirken in erster Linie über die Augen. Aber blinde Menschen können sie ebenfalls wahrnehmen, teilweise über ihr Gefühl sogar genau bezeichnen. Dies kann bedeuten, daß Farben fühlbar sind. Probieren Sie es aus. Versuchen Sie, eine Farbe mit geschlossenen Augen wahrzunehmen. Wie fühlt sie sich an?

Was sind Farben?

Farben sind ein sehr komplexes Wissensgebiet, und man kann sich ihnen auf unterschiedliche Weise nähern –

● sie naturwissenschaftlich zu definieren versuchen,
● ihre psychologischen Bedeutungen ergründen,
● ihre Wirkung auf den Organismus erfahren,
● sie unter den Aspekten Harmonie und Ästhetik betrachten, auch hinsichtlich Kleidung und Wohnraumgestaltung.

Mit diesem Buch möchte ich Ihnen einen Einblick in das Reich der Farben mit allen seinen Facetten ermöglichen. Ganz wichtig: Machen Sie Ihre eigenen Erfahrungen mit Farben – ihre Kraft wirkt auf jeden individuell. Experimentieren Sie also munter drauflos. In diesem Buch finden Sie viele Anregungen dazu, denn »grau ist alle Theorie«. Lassen Sie sich nicht beirren, wenn Sie beim Lesen erfahren, in welchem Maße unsere Entscheidungen von Farben bestimmt werden und welche Assoziationen sie in uns wachrufen. Vielleicht begegnen Ihnen Farben künftig wie ein Geheimnis, das langsam offenbar wird.

Farben wirken

Wenn wir Farben als Instrument kennenlernen, das wir für uns in vielen Lebensbereichen nutzen und einsetzen können, gewinnen wir auch einen Bezug zu ihrer Kraft. Wußten Sie, daß es Kliniken gibt, die mit Hilfe einer besonderen farblichen Gestaltung der Räume den Heilungsprozeß der Kranken beschleunigen? Oder können Sie glauben, daß bestimmte psychische Gründe dafür verantwortlich sind, wenn Sie eine Farbe nicht tragen mögen? Was »gibt« Ihnen andererseits Ihre Lieblingsfarbe? Sind Sie sich darüber klar, was Sie über sich selbst aussagen, wenn Sie sich in einer bestimmten Farbe kleiden?
In den letzten Jahren haben Farben sogar ihre Position innerhalb der alternativen Heilmethoden wiedergewonnen, die sie eigentlich über Jahrtausende hatten.
Die Wirkung der Farben ist allgemein immer noch wenig bekannt. Aber wir reagieren beispielsweise bei den meisten Produkten, die wir kaufen, in erster Linie auf die Farben ihrer Verpackung. Denn jede Farbe »macht« etwas mit uns. Kennen wir ihre Macht, so dient sie uns.

Wir können ohne Farben nicht leben. Sie sind ein Geschenk, das uns die Natur mit dem Licht beschert. Und sich mit Farben bewußt zu umgeben, ist ein Abenteuer, das energiegeladene Erfahrungen verspricht. Integrieren Sie die Farben, die Sie brauchen, in Ihr Leben. Denn sie sind Nahrung für Körper und Seele.

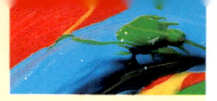

Farben – mehr als einfach nur bunt

Farben sprechen uns in direkter Kommunikation an. Sie wirken auf eine Weise, die den Rahmen theoretischen Wissens sprengt. Zu beobachten, was wir denken und fühlen, wenn wir eine Farbe betrachten, bringt uns ihr näher. Und wir erfahren, daß wir auf Farben – wie Goethe schon vor 200 Jahren erkannte – immer mit unserem »Gemüt« reagieren.

Farben erfahren – ein Test

● Nehmen Sie sich ein buntes Bild, das Ihnen sehr gut gefällt. Es kann ein Foto sein – selbst aufgenommen oder aus einer Zeitschrift –, ein Gemälde oder Kunstdruck. Betrachten Sie das Bild eine Weile. Dann löschen Sie für ungefähr eine Minute das Licht oder schließen die Augen. Versuchen Sie, ganz zur Ruhe zu kommen. Danach schauen Sie das Bild wieder im Licht an. Was geschieht nun mit Ihnen? Schenken Sie jeder Gefühlsregung Beachtung.

● Erweitern Sie den kleinen Test, indem Sie sich das gelbe, blaue und rote Bild auf den folgenden Seiten nacheinander anschauen. Zwischen den einzelnen Bildern sollten Sie immer wieder auf eine neutrale graue oder weiße Fläche sehen, das Licht löschen oder die Augen schließen. Versuchen Sie, darauf zu achten, ob die einzelnen Farben bei Ihnen unterschiedliche Gefühle auslösen.

Um dem eigentlichen »Wesen« der Farben näher zu kommen, müssen wir uns einfühlend in sie hineinversetzen. Jeder macht seine ganz eigenen Erfahrungen mit Farben – so wie Sie vielleicht jetzt mit Gelb, Blau und Rot.

Wenn sich durch viele Testuntersuchungen auch herausgestellt hat, daß Rot eine an- und aufregende Farbe ist, Blau beruhigt und Gelb den Geist beflügelt, bleiben diese Erklärungen doch sehr oberflächlich, gemessen an den eigenen Emotionen, die sich mit einer Farberfahrung verbinden können.

»Die Erfahrung lehrt uns, daß die einzelnen Farben besondere Gemüts-stimmungen geben.«
Johann Wolfgang von Goethe, 1749-1832, deutscher Dichter und Farbforscher

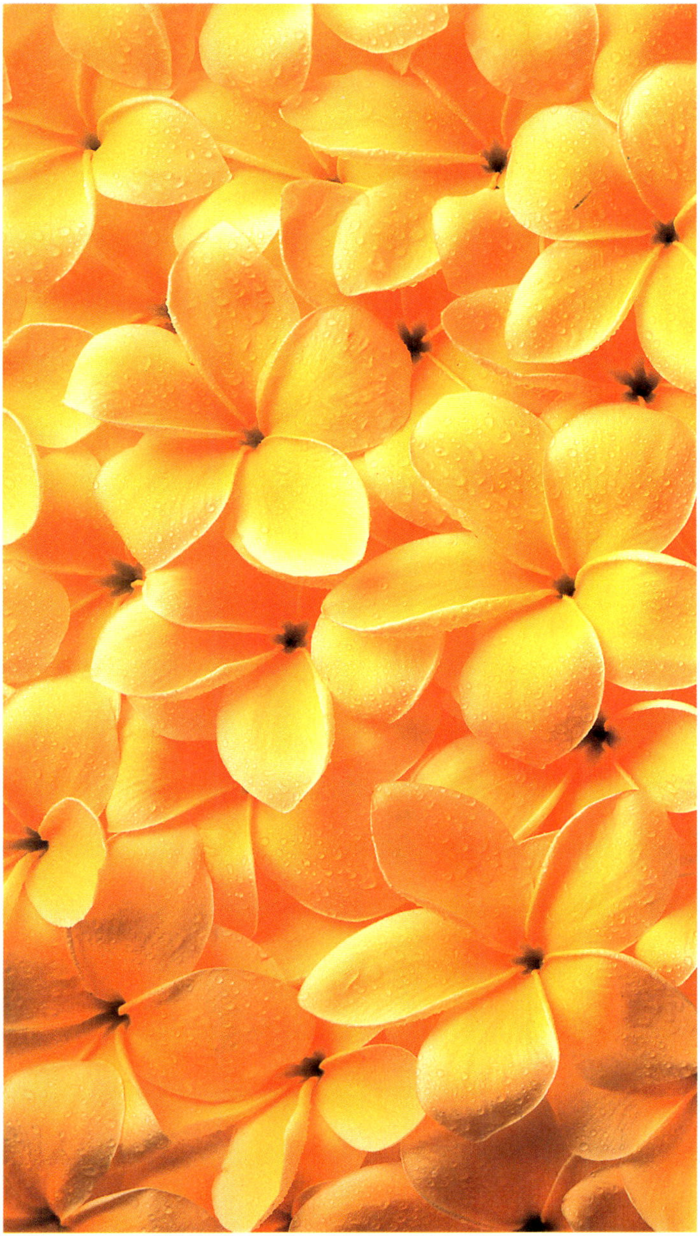

Was ist für Sie ein reines Gelb, Blau oder Rot? Wenn Sie mehreren Personen Blätter in unterschiedlichen Farbvarianten vorlegen und sie bitten, sie mögen das »richtige« Gelb, Blau oder Rot heraussuchen, erhalten Sie wahrscheinlich genauso viele verschiedene Antworten, wie Farbnuancen vorliegen. Denn jeder Mensch sieht Farben anders.

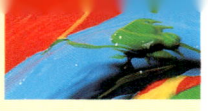

Farben wecken Bilder

Mehrere hundert Versuche namhafter Farbpsychologen belegen, daß bei Testpersonen zu bestimmten Farben immer wieder ähnliche Gedanken auftauchen. Die häufigsten spontanen Assoziationen finden Sie in der Übersicht. Bei einigen der Farben traten auffällig oft auch negative Gedankenverbindungen auf. Bei der Farbe Rot sind diese am stärksten; bei den Farben Gelb, Grau und Schwarz fielen den Personen zwar ebenfalls negative Aussagen ein, jedoch nicht so häufig und auch nicht so dramatisch wie bei Rot.

Auch sprachlich hat man sich der Assoziationen bedient: Meist waren es Pflanzen, Tiere oder Edelsteine, Naturphänomene oder Metalle, die Pate bei den Namen für die Vielzahl der Farbnuancen standen (siehe Übersicht).

Psychotests

Niemand kann auf Farben emotionslos reagieren. Wir haben Lieblingsfarben, und andere Farben lehnen wir intuitiv ab. Daß sich im Laufe der persönlichen Entwicklung eines Menschen seine Wahl der Farben ändern kann, läßt hinter diesem Verhalten einen tieferen Sinn vermuten. Der Psychologe Prof. Dr. Max Lüscher hat Ende der 40er Jahre einen Test entwickelt, bei dem sich die Testperson spontan für und gegen bestimmte Farben, geometrische Formen und Grautöne entscheiden soll. Die Farbauswahl gibt Aufschluß über den unbewußten seelisch-körperlichen Zustand einer Person, wie sie auf Streß reagiert, was ihre Idealberufe und -beschäftigungen sind, welcher Art ihre Kommunikationsstruktur ist und noch einiges mehr. Dieser Farbtest dient noch heute als Einstellungstest für leitende Angestellte großer Konzerne.

Als ähnlich informativ für Personalentscheidungen gilt der Farbtest von Dr. Heinrich Frieling. Hier läßt die Art, wie eine Testperson die vorgegebenen 23 Farbkärtchen auslegt, Rückschlüsse auf ihre Persönlichkeitsstruktur zu.

Die Wirkung der Farben wird also durchaus von Wissenschaftlern anerkannt und genutzt, bisher aber leider in den Bereichen bezweifelt, wo sie individuell anwendbar ist und therapeutisch wirksam werden könnte.

Farbtests wie die »Lüscher-Diagnostik« sind psychologische Testverfahren zur Einschätzung bestimmter Eigenschaften eines Menschen. Mit Farbtherapie haben sie nichts zu tun.

Typische Assoziationen zu Farben

	Positive Assoziationen	Negative Assoziationen	Assoziative Farbnamen
Violett	Spiritualität, Religiosität, Feierlichkeit, Mystik	Magie, Macht	Aubergine, Flieder, Lilie, Veilchenblau
Blau	Ruhe, Weite, Tiefe, Himmel, Luft, Wasser, Sehnsucht, Kühle, Treue, Vertrauen	grün und blau schlagen, blau sein, den Blues haben	Wasserblau, Himmelblau, Nachtblau, Brombeerblau, Taubenblau, Türkisblau
Grün	Natur, Wachstum, Harmonie, Leben, Frieden, Sympathie, Zufriedenheit, Frische		Apfelgrün, Grasgrün, Blattgrün, Olive, Schilfgrün, Lindgrün, Giftgrün
Gelb	Licht, Sonne, Erleuchtung, Helligkeit, reifes Obst, Blumenduft, Blüten, Gold	Gift, Galle, Eiter, Schwefel, Neid, Eifersucht	Kanariengelb, Maisgelb, Zitronengelb, Goldgelb, Sonnengelb, Schwefelgelb
Orange	Wärme, Abendsonne, Feuer, Erotik, Apfelsinen, Fruchtbarkeit, Fraulichkeit		Apricot, Karottenrot, Hummer, Lachs
Rot	Energie, Kraft, Liebe, Leidenschaft, Lust, Feuer, Glut, Willenskraft, Mut, Rosen, Kirschen	Kampf, Verletzung, Mord, Wut, Opfer, Sucht, Chaos, Egoismus, Gefahr, Macht, Hexen, Krieg, Apokalypse	Korallenrot, Rubinrot, Rosenrot, Erdbeerrot, Bordeaux, Kirschrot, Tomatenrot, Blutrot
Braun	Bäume, Holz, Nüsse, Leder, Tabak, »Mutter Erde«	Gutbürgerlichkeit, Nationalsozialismus, Fäkalien	Erdbraun, Nußbraun, Schokoladenbraun
Weiß	Unschuld, Sauberkeit, Weisheit, Heiliges, Leere		Schneeweiß, Kalkweiß, Kreideweiß, Reinweiß
Grau	Asche, Asphalt, Mäuse, Alter	Farblosigkeit, Hoffnungslosigkeit, Unscheinbarkeit	Stahlgrau, Steingrau, Schiefergrau, Granit, Mausgrau
Schwarz	Nacht, Rückzug, Erotik, Geheimnis, das Unbewußte	Tod, Trauer, »das Böse«, Macht, Verbotenes	Pechschwarz, Rabenschwarz, Schwarz wie die Nacht

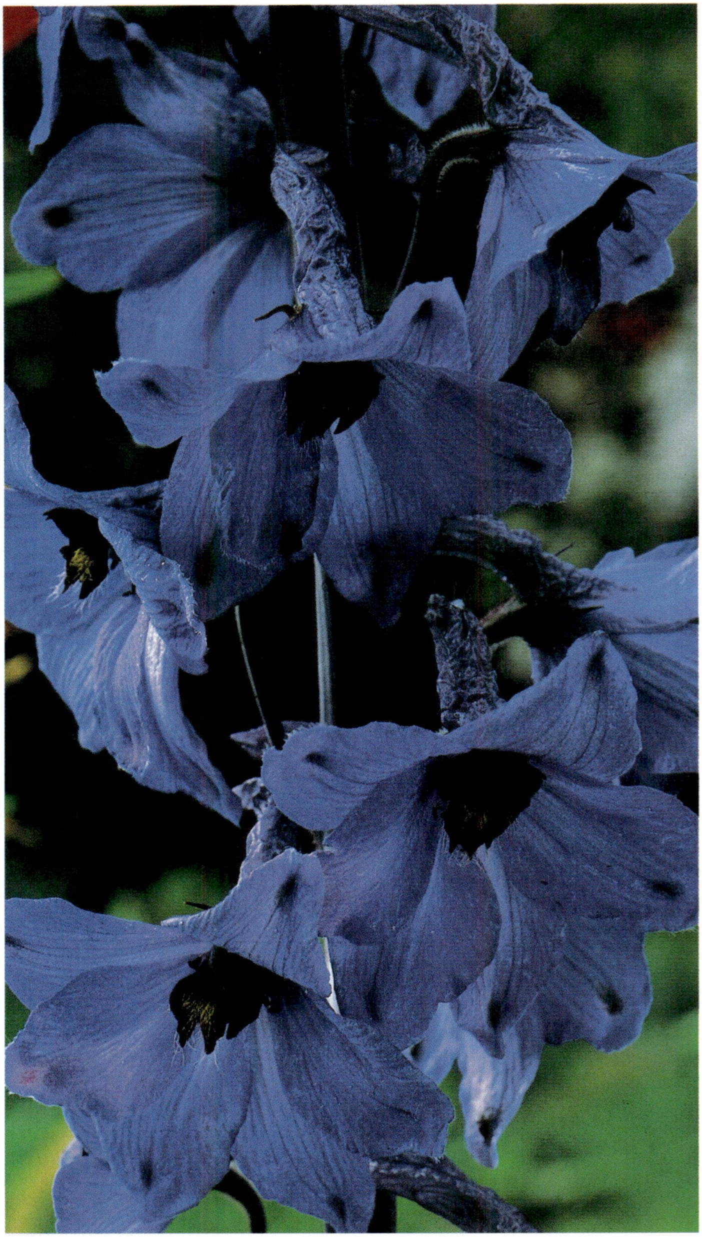

Wenn jemand »Blau« sagt –
sehen Sie dann spontan
das helle Blau des Himmels
vor sich oder eher ein Dunkelblau? Jedes Blau hat eine
andere Aussage, und deshalb
hat auch jeder Mensch eine
eigene Vorstellung vom
»richtigen« Blau.

Mit Farben auf Kundenfang

Das Wissen um den Einfluß der Farben wird bislang vor allem von der Werbe- und Verpackungsindustrie genutzt. Dort ist ein regelrechter Wissenschaftszweig entstanden, der sich nur damit beschäftigt, welche Farben welchen Produkten entsprechen – also deren Absatz begünstigen. 70 Prozent aller Kaufentscheidungen werden im Laden getroffen. Nachdem man sich für einen bestimmten Inhalt entschieden hat, wird der Kauf zumeist von Farbe und Form der Verpackung bestimmt. Oft regt allein die Verpackung zum Kauf an, obwohl ursprünglich kein Interesse an der Ware bestand. Hier, wie bei der Wahrnehmung eines Menschen, funktioniert der »erste Eindruck« (Seite 46).

Signale, wo immer man hinschaut ...

Gehen Sie doch mal »farbbewußt« durch Ihren Einkaufsmarkt, und nehmen Sie auf, welche Farben Sie bei welchen Artikeln vorrangig antreffen und welche gänzlich fehlen. Achten Sie darauf, welche Artikel Ihnen auffallen, wenn Ihr Blick die Regale streift. Sind die Farben, auf die Sie reagieren, vielleicht immer die gleichen?
Es gibt allerdings keine festen Regeln. Man testet laufend die Käuferreaktionen. Oft werden große Verkaufserfolge gerade damit erzielt, daß die Verpackungsfarben völlig untypisch für das Produkt sind, wie lila Papier für eine Schokolade, schwarze Verpackung für Seife, ein Rot-Blau-Gelb-Kontrast für Waschmittel. Damit wird dem Käufer suggeriert, das Produkt sei »anders als die anderen«. Dieses Image führte auch zu anfänglichen Verkaufserfolgen bei den weißen »No-Name«-Produkten. Hier wurde eine Antihaltung gegen die Verpackungsvielfalt demonstriert, verbunden mit der Botschaft, deshalb »billiger als die anderen« zu sein.

»Kauf mich!«

Eine gewisse Grundtendenz ist dennoch zu finden. Helle Blau- und Türkistöne kombiniert mit Weiß, der Farbe der Reinheit, werden vorwiegend für Reinigungsprodukte verwendet. Waschmittelverpackungen werden vermehrt mit den Farben Grün und Rot versehen: Grün soll Umweltfreundlichkeit signalisieren und Rot »Power«. »Zitronenfri-

»Farbe drückt aus sich selbst heraus etwas aus, davon muß man Gebrauch machen.«
Vincent van Gogh, 1853-1890, niederländischer Maler

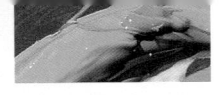

sche« wird mit Gelb visualisiert. Die »Light«-Varianten vermitteln mit Weiß und Hellblau eine Atmosphäre von Leichtigkeit. Sexuelle Reize werden am ehesten mit Rot gesetzt, ebenso »Power-Packs«. Kosmetika verkaufen sich ideal in Schwarz, Naturprodukte am besten in Grün. Bunt verpackt ist, wo Kinder zugreifen sollen. Ungewöhnliche Farbkontraste wirken aufmerksamkeitsfördernd und kraftvoll.

Farben und Werbeaussagen

Farben wecken Assoziationen — das nutzt die Werbung, um kalkulierbare Aussagen über ein Produkt zu machen:

Violett	ungewöhnlich, geheimnisvoll, intim
Blau	himmlisch, kühl, erfrischend, klar, weit
Grün	natürlich, lebendig, jung
Gelb	heiter, sonnig, hell, sauer
Orange	reif, leuchtend, strahlend, warm
Rot	aktiv, dynamisch, kräftig
Braun	behaglich, erdig, warm, einfach
Weiß	rein, sauber, klinisch, hell
Grau	dezent, konservativ, unauffällig
Schwarz	markant, professionell, ungewöhnlich
Silber	modern, technisch
Gold	nobel, exklusiv

»Die aktive Seite ist hier in ihrer höchsten Energie, und es ist kein Wunder, daß energische, gesunde, rohe Menschen sich besonders an dieser Farbe erfreuen.« Und: »Die Wirkung dieser Farbe ist so einzig wie ihre Natur. ... Sie bringt eine unglaubliche Erschütterung hervor und behält diese Wirkung bei einem ziemlichen Grade von Dunkelheit.«
Johann Wolfgang von Goethe über die Farbe Rot

Etwas Rot muß sein

Zumindest ein roter Punkt ist auf den Verpackungen der meisten Produkte zu finden. Denn Rot macht aufmerksam, wirkt dynamisch und ist schließlich auch die Farbe der Liebe und Leidenschaft. Ich wage zu behaupten, daß der Erfolg der bekannten alkoholischen Kirschpralinen sicher nicht allein in der Qualität des Produktes begründet ist. Das Rot der Kirsche als Farbausdruck, der durch die Verpackung und die gesamte Produktwerbung zum Einsatz kommt, sichern dieser Praline den Erfolg. Dem Produkt haften aufgrund der Farbe die Attribute Leidenschaft, Liebe und Lust an. Unterstützt mit erotischen Filmbildern und Musik, ist das Image »Objekt der Begierde« perfekt.

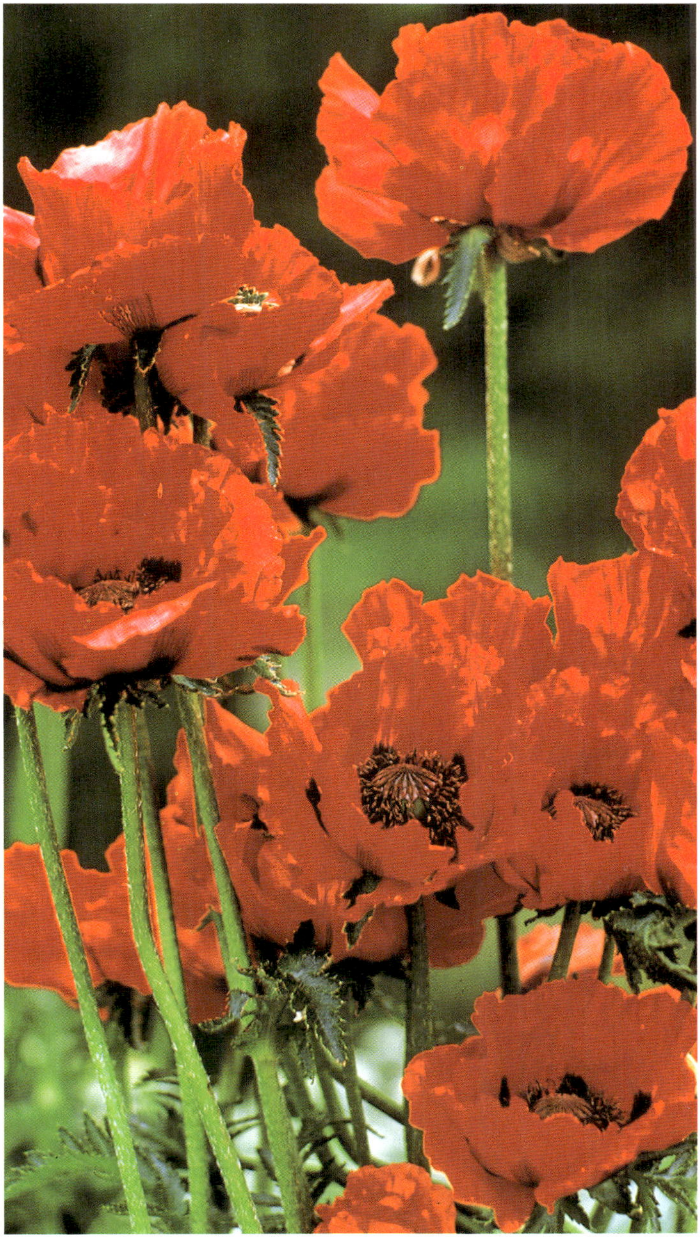

Welche Begriffe fallen Ihnen spontan ein, wenn Sie dieses Bild betrachten? Wenn Sie Lust haben, machen Sie eine Assoziationskette: Schreiben Sie Ihre ersten Einfälle auf, und assoziieren Sie dann zu jedem Begriff weiter und schreiben die neuen Ideen dazu – solange es Ihnen Spaß macht.

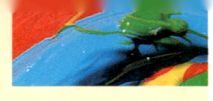

Sage mir Deine Farbe, …

Würden Sie niemals Orange tragen? Aber ein leuchtendes Blau zieht Sie magisch an? Oder finden Sie Rot einfach aufregend? Die Farben, die wir lieben und die, die wir nicht leiden können, sagen einiges über uns aus …

Lieblingsfarben

Die Farben, die als Lieblingsfarben auserkoren wurden, will man sich auf keinen Fall nehmen lassen. So wird vor Farbberatungen oft die Befürchtung geäußert, daß man danach die Lieblingsfarben nicht mehr tragen »dürfe«.

Diese Farben repräsentieren die Teile unserer Persönlichkeit, die wir mögen. Mit ihnen schaffen wir das Bild, in dem wir uns zeigen wollen. Sie geben Aufschluß über Prinzipien, die für uns scheinbare oder auch tatsächliche »Sicherheiten« darstellen und an denen wir gerne festhalten.

Wer das Experiment wagt, sich auf neue Farben einzulassen, kann damit jedoch einen Schlüssel zum Tor der eigenen unbewußten Persönlichkeitsanteile finden.

Im folgenden nenne ich einige Prinzipien, die durch Lieblingsfarben repräsentiert werden können.

Die Farben unserer Kleidung schaffen »Bilder« – in Rot haben wir einen ganz anderen Auftritt als in Dunkelblau. Solange die Farbwahl von unbewußten Prozessen bestimmt ist, sind wir keine »freien Künstler« unseres eigenen Images. Kennen Sie aber die Aussagen von Farben, können Sie spielerisch mit ihnen umgehen und je nach Anlaß souverän die passende Farbe einsetzen.

● **Violett** in der Kleidung zu favorisieren, war immer mit der Aussage des »Besonderen« verbunden. Als Farbe ist es die Mischung zwischen »Heiß« (Rot) und »Kalt« (Blau). So wurde sie auch Ausdruck der Verschmelzung von Gegensätzen.

In der feministischen Bewegung steht sie unter anderem dafür, daß das Weibliche im Männlichen wohnt und umgekehrt. Stets bekundet die Farbe Grenzüberschreitungen.

● **Blau** – speziell Dunkelblau – wird von Menschen bevorzugt, die das Extrovertierte meiden und sich in festen, altbewährten Strukturen zu Hause fühlen. Dunkelblau ist die Farbe, die für Vertrauen, Sicherheit und Ruhe steht. Es gibt viele Menschen, die ihrem Bild diesen Anschein verleihen wollen. Wer den eigenen Weg noch nicht gefunden hat und Sicherheit hauptsächlich im Materiellen sieht, findet im Blau

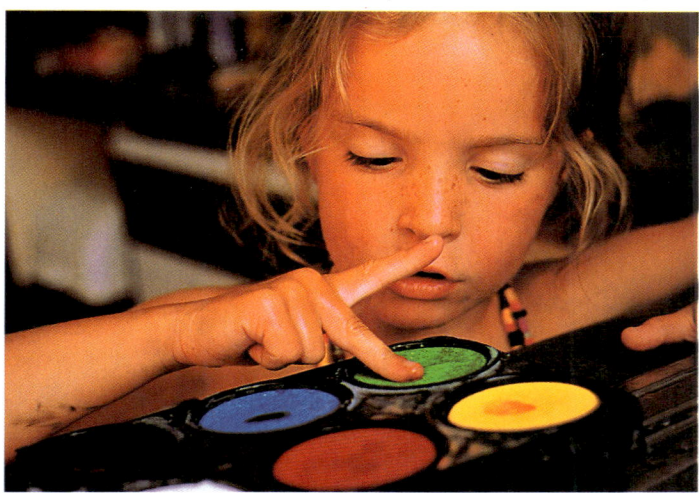

Wenn Kinder dürfen, wählen sie immer die richtigen Farben für sich – ob beim Malen oder in der Kleidung.

das Kleid der Anpassung und Unterordnung an bestehende Konventionen.

Hellblau vermittelt Helligkeit und Zartheit. Es wird gerne von Menschen getragen, die Jugendlichkeit, Lebendigkeit und Leichtigkeit zeigen wollen. Ein starkes Mittelblau, auch Royalblau genannt, wird von denen getragen, die gerne eine gewisse Extravaganz zum Ausdruck bringen.

● **Grün** wirkt in seinen Nuancen ebenfalls völlig unterschiedlich. Ein helles Apfel- oder Pistaziengrün wirkt sehr mild und wird von Menschen bevorzugt, die ihre zarten Anteile ausdrücken wollen. Flaschen- oder Smaragdgrün signalisiert wiederum – besonders zusammen mit Schwarz – Macht und Autorität. Olivgrün läßt – ähnlich wie Dunkelblau – die Person in den Hintergrund treten; einzig der Herbsttyp (Seite 87) wirkt in Oliv sehr attraktiv.

● Menschen, die in einem warmen **Sonnengelb** gekleidet sind, wirken leicht und fein. Zwar nach außen gerichtet, wird ihnen dennoch keine Attacke, wie in Rot oder Orange, unterstellt. Ist das Gelb »giftig« und grell, wird es oft mit

Stellen Sie sich bei den »Lieblingsfarben« klare, reine Mittelwerttöne vor, es sei denn, ich beschreibe eine spezielle Farbnuance.

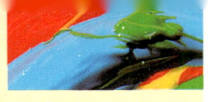

dem Bedürfnis getragen, aufzufallen. Ist jemand aus ganzer Seele glücklich oder in seinem Wesen heiter, trägt er gerne Sonnen- oder Maisgelb.

● **Orange** drückt spielerische Lebensfreude und Jugendlichkeit aus. Es hat als Kleidungsfarbe etwas sehr Lautes und wirkt aufdringlicher als Rot. Menschen in Orange wirken im »ersten Eindruck« (Seite 46) leicht besonders extrovertiert. Wird die Farbe etwas gedeckter getragen, vermittelt sie Wärme und Warmherzigkeit.

● Reines **Rot** wird gerne von Personen getragen, die keine Schwierigkeiten haben, ihre Power zu zeigen. Eine selbstsichere Person, die obendrein noch Rot trägt, strahlt für die anderen jedoch meist zu starke Dominanz aus. Dafür können Menschen, die sich unterlegen fühlen, mit Rot einen gegenteiligen Eindruck erzeugen.
Weinrot hat eine völlig andere Aussage. Es wirkt ähnlich wie Dunkelblau und Oliv: zurückhaltend, konventionell.

● Mit **Braun-** und Naturtönen sehen wir das Bild eines natürlichen, scheinbar anspruchslosen Menschen. Je dunkler die Farben sind, die getragen werden, desto geheimnisvoller und tiefgründiger will die Person erscheinen. Braun gibt jedoch – im Gegensatz zu Anthrazit und Schwarz – das Versprechen, unkompliziert zu sein. Menschen in Braun wirken nicht bedrohlich, sondern nett und freundlich. Sie vermitteln den Eindruck von Sicherheit.

● **Pastelltöne,** wie Rosé, Bleu und zartes Flieder werden von Menschen favorisiert, die ihre Feinfühligkeit zeigen wollen. Spirituelle Menschen tragen gern Pastelltöne, weil ihnen klare Farben »zu laut« sind. Die zarten Farben sind ja auch tatsächlich der verfeinerte Vollton einer Farbe.

● **Weiß** signalisiert Unschuld, Reinheit, Klarheit und Tugend. Wenn Weiß in der Kleidung bevorzugt wird, hängt das viel mit diesen Assoziationen zusammen. Mit Weiß wird die vielgerühmte »weiße Weste« präsentiert, die manchen Menschen wichtiges Accessoire ihrer Garderobe ist.

Lieblingsfarben ändern sich oft, wenn sich im Leben etwas verändert. In der Jugend hat fast jeder andere Farben als im Alter. Versuchen Sie einmal, sich an die Lieblingsfarben zu erinnern, die Sie im Laufe Ihres Lebens hatten. Können Sie einen Zusammenhang zu den nebenstehenden Beschreibungen feststellen?

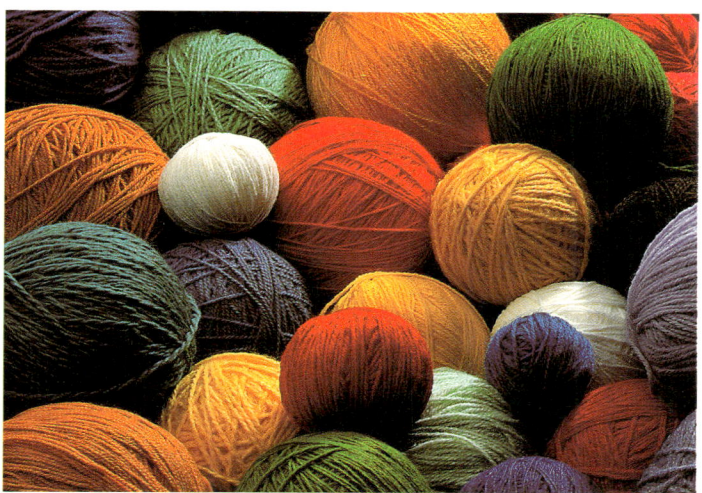

Welche Farbe würden Sie spontan wählen?

● **Grau** wird getragen, wenn man keine Aussage über sich treffen will. Es ist der Zustand, »weder Fisch noch Fleisch« zu sein. Auch schlichte Eleganz wird damit ausgedrückt.

● In **Schwarz** soll Individualität und »Coolness« ausgedrückt werden. Schwarze Kleidung hüllt den Träger in ein Flair von Geheimnis und Mystik. Es bedeutet Abschirmung nach außen und ist Ausdruck von Unnahbarkeit. Oft ist dies aber zugleich verbunden mit der Aufforderung: »Erobere mich!« Das Wesen von Schwarz ist das Nichts, es ist der Zustand vor dem Licht und allem Leben. Auch das wird von Menschen, die viel Schwarz tragen, ausgedrückt, wenn ihnen das auch nicht unbedingt bewußt ist.
Wenngleich schwarze Kleidung teilweise eine Zugehörigkeit zu bestimmten Gruppen dokumentiert, dient sie andererseits auch dazu, sich abzuwenden vom Weltlichen, vom Nach-außen-Gerichteten. Schwarz kehrt nach innen und wird in diesem Sinne in unserem Kulturkreis von der Kirche und auch von Trauernden getragen.
Bei den Indianern hat die Farbe Schwarz übrigens keine negative Bedeutung, sondern symbolisiert die »Große Leere«, aus der der »Große Geist« hervorging, der für uns Gott ist.

Machen Sie mal das Experiment, jemanden Farben fühlen zu lassen. Legen Sie ihm Tücher in verschiedenen Farben, aber gleicher Stoffqualität über die Schulter. Die Testperson sollte dabei die Augen geschlossen halten und sagen, wie sie eine Farbe empfindet. Meine Erfahrung dabei ist, daß die meisten Menschen Schwarz als unangenehm und »schwer« empfinden.

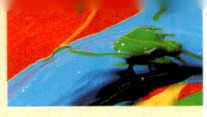

»Rote Tücher«

Gibt es für Sie eine Farbe, die Sie völlig ablehnen oder eine, die Sie zwar mögen, aber niemals in der Kleidung tragen würden? Welche Gefühle steigen in Ihnen hoch, wenn Sie an eine dieser Farben denken?

Der Ablehnung einer Farbe liegen immer seelische Ursachen zugrunde. Menschen, die sich an Farben heranwagen, die sie zuvor vehement abgelehnt haben, können plötzlich bei sich Reaktionen, Erinnerungen und Verhaltensweisen erfahren, die bislang im Verborgenen lagen.

Unbearbeitete, meist frühkindliche Traumata werden nämlich mit bestimmten Farben gedanklich verknüpft und zusammen mit ihnen verdrängt – wie ein Problem, das in einem farbigen Kästchen verpackt und sodann weggestellt wurde. Die Begegnung mit einem der Kästchen (der Farbe) ruft das Problem, das in ihm steckt, wieder in Erinnerung. Um dies zu vermeiden, werden die entsprechenden Farben gemieden. Man kann sie zwar an anderen mögen, aber man würde sie niemals selbst als Kleidung tragen oder in der näheren Umgebung plazieren.

Mögliche Hintergründe für die Ablehnung

Ich bitte Sie, die folgenden Begründungen für die Ablehnung einer Farbe als mögliche Hinweise zu verstehen. Ich möchte keinesfalls behaupten, hier alle Hintergründe für eine Farb-Aversion aufzuführen. Was ich schreibe, beruht auf meinen Erfahrungen während eines Jahrzehnts Seminararbeit mit Menschen, die mit Farben arbeiten wollen. In Gesprächen stellte sich immer wieder ein Zusammenhang heraus zwischen der Ablehnung einer bestimmten Farbe und Schwierigkeiten, wie ich sie nachfolgend nenne.

● Ablehnung der Farbe **Violett**: Alles steht in Beziehung zueinander und hat jeweils für andere Lebewesen Konsequenzen; Menschen, die Violett ablehnen, fällt es sehr schwer, diese Einstellung in ihr Leben zu integrieren. Sie möchten am liebsten die Fäden in der Hand behalten. Es ist nicht leicht für sie, anderen Menschen zu vertrauen und die eigene Kontrolle aufzugeben.

Wenn wir uns mit allen Farben so weit »versöhnt« haben, daß wir unsere Kleidung in jeder Farbe tragen wollen, haben wir ein großes Maß an Bewußtsein für unsere psychischen und geistigen Blockaden gewonnen.

Manchmal sind pubertäre Erfahrungen oder Phantasien
von Homosexualität zusammen mit Violett versteckt.
Die Farbe wird auch von Menschen gemieden, die als Kind
unter strenger religiöser Erziehung gelitten haben.

● Ablehnung der Farbe **Blau**: Auf der äußerlichen Ebene
wird helles Blau abgelehnt, wenn man befürchtet, damit zu
brav zu wirken. Dunkles Blau wirkt auf manche Menschen
spießig und wird deshalb als Kleidungsfarbe abgelehnt.
In jedem Fall drängt Blau die Persönlichkeit des Trägers in
den Hintergrund, was schlecht zu ertragen ist, wenn man
dies als Kind immer wieder erlebt hat.
Die Konfrontation mit Blau kann zu mehr Klarheit und
Bestimmtheit im sprachlichen Ausdruck führen.

● Ablehnung der Farbe **Grün**: Grün wird im allgemeinen
nur aus tiefenpsychologischen Gründen abgelehnt. Die
Einzelfälle, die ich kennengelernt habe, sind in direkten
Assoziationen begründet. Die Natur – und damit auch Grün
– wird mit bestimmten Gefühlen oder Personen in Verbindung gebracht, die in der Kindheit traumatisch erlebt wurden. Um sich nicht direkt mit der schmerzhaften Situation
auseinandersetzen zu müssen, wurde stellvertretend eine
ablehnende Beziehung zur Natur, speziell zu Pflanzen und
zur Farbe Grün, aufgebaut.

● Ablehnung der Farbe **Gelb**: Oft sind Menschen, die Aver-
sionen gegen Gelb haben, gegen alles Fremde mißtrauisch.
Fremdwörter beispielsweise werden bewußt deutsch ausgesprochen. Viele Menschen mit Gelb-Problemen haben übrigens auch Geld-Schwierigkeiten: Sie gelten entweder als
sparsam (bis geizig) oder als verschwenderisch.
Meist war ihr Leben in der Kindheit von großen Ängsten
bestimmt: Verbote, die lauerten, und Strafen, die immer
drohten, ohne eine nachvollziehbare oder gerechtfertigte
Basis zu haben. Der Bereich der verdrängten, unbewußten
Persönlichkeitsanteile ist bei der Ablehnung von Gelb sehr
stark und entsprechend groß auch die Angst vor diesem
»Unbekannten« und Unbewußten in sich selbst.

**»In jedermann ist etwas
Kostbares, das in keinem
anderen ist.«
Martin Buber, 1878-1965,
Religions- und Sozial-
philosoph**

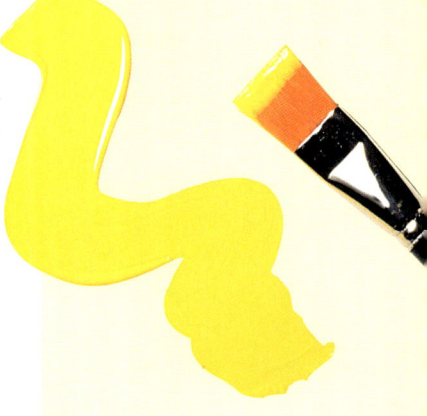

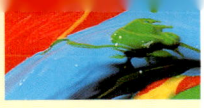

● Ablehnung der Farbe **Orange**: Wer Orange nicht mag, schafft es nicht oder nur schwer, sich selbst und anderen den Raum und die Zeit zu lassen, welche die Dinge nun einmal benötigen, um sich zu entfalten. Streß ist der tägliche Begleiter. Es besteht die Tendenz, Dinge, Menschen, Situationen und Gedanken krampfhaft festzuhalten.
Auch in der Sexualität gibt es häufig Probleme, denn so richtig erotisch und in Hingabe wird sie nicht erlebt, eher »kontrolliert und organisiert«. Das rührt daher, daß der Genitalbereich in der Kindheit angstbesetzt und mit Ablehnung erfahren wurde. Die Eltern konnten nicht damit umgehen, daß kindliche Sexualität ein kreativer Ausdruck des Kindes ist, der keine Ablehnung und Verbote erfahren darf. Diese werden zusammen mit Orange gespeichert, weil Orange die Farbe kreativer Lebensentfaltung und Erotik ist. Eine spätere Auseinandersetzung mit Orange kann zur Erfahrung der Sonnenseite des Lebens werden.

Malen Sie ein Bild in nur einer Farbe, und füllen Sie mit ihr das weiße Blatt möglichst ganz aus. Dies ist eine höchst wirkungsvolle Maßnahme, sich mit der Farbe und ihren Inhalten auseinanderzusetzen und sich mit ihr zu versöhnen.

● Ablehnung der Farbe **Rot**: Das kräftige Primär-Rot bedeutet, daß die eigene »Power« gelebt wird. Wer solch ein Rot meidet, kennt dieses Lebensgefühl kaum. Dazu kommt oft große Angst, Aggressionen oder Wut zu zeigen; Durchsetzungsvermögen und Selbstsicherheit sind ein echtes Problem.
Es fehlt das Gefühl, »gut geerdet« zu sein, sicheren Boden unter den Füßen zu haben. Man flieht gern vor der Realität, denn ein Leben im Hier und Jetzt erscheint als extrem schwierig. In der Kindheit wurde sehr oft das gesunde Selbstwertgefühl systematisch untergraben.
Wer nun anfängt, Rot zu tragen, beginnt meist auch, sich »aufzulehnen« und langsam zur Verwirklichung eigener Bedürfnisse zu finden.
Wird das dunkle, blaustichige Weinrot abgelehnt, weist das oft auf tiefe existentielle Verletzungen in der Entwicklung der eigenen Geschlechtlichkeit hin. Weinrot ist Synonym für tiefe Wunden.

● Ablehnung der Farbe **Braun**: Hier stoße ich in meinen Gesprächen immer wieder auf Konflikte mit der Mutter oder mit der eigenen Mutterrolle, die nicht befriedigend gelebt wurde. Oft besteht auch das Problem, kein gesundes Verhältnis zur Natur aufbauen zu können und zu natürlichen organischen Vorgängen wie Schweiß, Monatsblutung, Sekreten, Fäkalien. Zusammen mit Beige wird Braun häufig von Frauen abgelehnt, die grundlegende Probleme mit ihrer weiblichen Rolle haben.

Ich habe auch festgestellt, daß sexueller Mißbrauch im Kindesalter vom Opfer häufig zusammen mit der Farbe Braun abgespeichert wurde. Weil die Beschäftigung mit Braun zur Erinnerung an verdrängte Erfahrungen führen kann, rate ich in einem solchen Fall dringend, psychotherapeutische Hilfe in Anspruch zu nehmen.

Auf einer eher bewußten Ebene wird Braun häufig von Menschen abgelehnt, die als Kinder dem Braun des Mobiliars ihrer Eltern oder Großeltern »ausgesetzt« waren. Vollzog sich dann eine Auseinandersetzung beziehungsweise Loslösung zwischen den Generationen, so ist Braun als die Farbe des »Erdrückenden« und Spießigen gespeichert.

Farben als Wegweiser zum Ich

Hinter den meisten Farben, die abgelehnt werden, verbergen sich verdrängte psychische Probleme. Wenn wir diese Probleme nicht lösen, können sie zu organischen Störungen führen. Haben wir erst einmal massive Beschwerden, ist es sehr schwierig, ihre Hintergründe zu entschlüsseln.

Deshalb sollten wir uns gerade mit den Farben beschäftigen, die wir ablehnen, denn über sie gelangen wir langsam an unser »Unbewußtes«.

Sich mit einer Farbe zu beschäftigen, kann heißen, sie als Kleidungsstück zu tragen oder einfach dafür zu sorgen, sie so oft als möglich sehen zu können. Die Farbe macht uns langsam mit den Bereichen vertraut, die in Vergessenheit geraten sind.

Es ist eine der sanftesten Techniken, die eigene Persönlichkeit zu entdecken, zu entwickeln und von Blockaden zu befreien. Und es ist eine schöne, sinnliche Methode, das Wohlbefinden ganzheitlich zu fördern.

In meinem Buch »Das Arbeitsbuch zur richtigen Farbentscheidung« habe ich dieses Thema noch ausführlicher behandelt (Buchtips Seite 152).

»Farbbewußtsein ist eine Suche, ein Abenteuer. Es bedeutet, sich zu verlieren, nur um sich erneut zu entdecken.« Lilla Bek, englische Yogalehrerin, die mit Farbheilung arbeitet

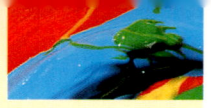

Farben sind sichtbares Licht

Auf welche Weise das Farbensehen funktioniert, weiß man bis heute nicht genau; wohl aber, daß nur das Licht die Farben sichtbar macht und daß wir mit Augen, Gehirn und mit dem ganzen Körper auf Licht und Farben reagieren.

Wissenschaft ohne rechten Durchblick

Wissenschaftler versuchen seit Jahrhunderten, zu objektiven Aussagen über die Frage zu kommen, was Farben nun eigentlich wirklich sind und wie sie wirken – aber vieles ist bis heute noch ungeklärt.

Aus unterschiedlichen Gründen beschäftigten sich Gelehrte wie Philosophen, Naturwissenschaftler, Technologen, Psychologen und Mediziner auch mit der tieferen Bedeutung und dem Einfluß, den Farben auf uns haben.

J. W. von Goethe sagte: »Farben sind Taten des Lichts, Taten und Leiden.« Er hat wohl die umfassendste Arbeit zum Thema Farben geleistet. Seine »Farbenlehre«, die er selbst als sein eigentliches Lebenswerk bezeichnete, beschäftigt sich mit Farben aus naturwissenschaftlicher Sicht sowie damit, wie sie auf den Menschen wirken. Seine Theorien waren immer umstritten; seine ganzheitliche Betrachtungsweise der Farben aber ist bis heute wegweisend.

Die Augen: Unsere Lichttore

Organisch reagieren wir auf Farben mit unseren Augen und mit der Haut, wobei den Augen der Hauptanteil zukommt. Das Auge nimmt Licht – und damit Farbinformationen (Lichtwellen, Seite 32) – auf, die in einer atemberaubenden Geschwindigkeit in elektrische Impulse umgewandelt und in unser Gehirn transportiert werden.

Aber auch blinde Menschen können Farben wahrnehmen und auf sie reagieren! Sie können eine Farbe als leicht und hell, eine andere als schwer oder dunkel empfinden. Über

»Man sieht nur mit dem Herzen gut. Das Wesentliche ist für die Augen unsichtbar.«
Antoine de Saint-Exupéry, 1900–1944, in: »Der kleine Prinz«

Farben sehen

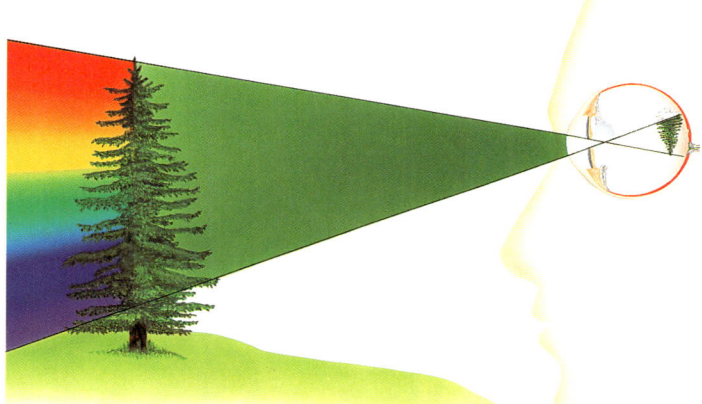

Das Licht trifft mit allen Wellenlängen und der Möglichkeit, alle Farben sichtbar zu machen, auf ein Objekt wie hier den Baum. Dieser absorbiert (verschluckt) alle Lichtwellen bis auf die der Farbe Grün, die er reflektiert, und die wir somit sehen.

ihr Gefühl können sie eine Farbe manchmal genau bestimmen. Und nicht nur Blinde, wir alle können Farben auch mit geschlossenen Augen wahrnehmen (fühlen), wenn wir uns darauf einlassen, daß es möglich ist.

Die Augen jedoch sind unsere Haupttore zur Farbenwelt. Darüber hinaus erhalten sie mit der Aufnahme und Weiterleitung von Licht an das Gehirn unseren gesamten Organismus funktionsfähig. Ein Teil des aufgenommenen Lichts erreicht nämlich im Gehirn den Hypothalamus und die sogenannten »Meisterdrüsen«, die Hypophyse und Epiphyse, die mit Hilfe des Lichts sämtliche Funktionen unseres Organ- und Drüsensystems steuern: Wärme-, Wasser- und Elektrolythaushalt, Herztätigkeit und Kreislauf, Atmung, Stoffwechsel, Melatoninproduktion, Wach- und Schlafrhythmus, Nahrungsaufnahme und Magen-Darm-Tätigkeit, Flüssigkeitsaufnahme und Harnproduktion, Sexualität mit Fortpflanzungsprozessen.

Die optische Umkehrung eines Objektes auf der Netzhaut im Auge geschieht genau wie bei einer Fotolinse. Unser Gehirn stellt die Dinge wieder auf die Beine. Neugeborene sehen noch für eine gewisse Zeit alles auf dem Kopf stehend.

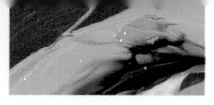

Dreiecksprisma als Diagnosemittel

Wie eng das Sehen, die optische Aufnahme von Licht, mit unseren Körperfunktionen zusammenhängt, beweist folgendes Phänomen:
● Wenn wir ein Prisma so halten, daß ein Lichtstrahl auf eine der drei Seiten treffen kann, so sehen wir auf der gegenüberliegenden Wand das Spektralband mit seinen Farben: Rot, Orange, Gelb, Grün, Blau, Violett (siehe Abbildung Seite 33).
● Schauen wir selbst durch das Prisma und halten es dabei so, daß auf der gegenüberliegenden Seite ein Lichtstrahl eintreffen kann, so sollten wir in dem Prisma eigentlich das gleiche Spektralband sehen. Dem ist aber nicht immer so.
Sobald wir organische Beschwerden haben, sehen wir die Farbe in dem prismatischen Spektralband nicht, die dieser Körperregion zugeordnet ist. Hat jemand beispielsweise Blasenprobleme, sieht er zu dieser Zeit kein Rot im Prisma, hat er Halsschmerzen, sieht er kein Blau.
Kein Mensch weiß, wie es dazu kommt. Mir zeigt es eine enge Beziehung zwischen unseren Augen beziehungsweise den Farben, die wir zu sehen imstande sind, und unserem körperlichen Zustand. (Mehr über Farben und Beschwerden ab Seite 112.)

Die Biophotonenforschung, ein relativ junger Wissenschaftszweig, beweist, daß Obst und Gemüse, das nicht unter natürlichem Sonnenlicht gereift ist, keine Lichtkräfte speichert. Diese sind neben Vitaminen, Mineralien und den Farben eigentlich notwendig für unsere Ernährung, fehlen uns jedoch in der Regel.

Licht, unser Lebensspender

Die Sonne ist mit ihrer Strahlung Nahrungsgeberin für alles, was wächst und gedeiht. In vielen alten Kulturen wurde der Sonne eine besonders hohe und heilige Rolle für alles Leben zugeschrieben.
Die Ägypter beispielsweise bauten Tempel für ihren Sonnengott Re so, daß der Lichteinfall zur Behandlung ihrer Kranken dienen konnte. Die Maya hatten den Sonnenkalender, mit dem sie über eine hochentwickelte Astronomie verfügten. In Griechenland regierte Sonnengott Helios, später der Gott Apollo und im alten Persien Lichtgott Mithras. Seit Beginn des Christentums gilt Jesus Christus als »das Licht der Welt«, was dem vorzeitlichen Verständnis von der Sonne entspricht. Die Ureinwohner Nordamerikas verehren und zelebrieren noch heute die Kraft der Sonne mit ihrem Sundance (Sonnentanz), dem Sunface (Sonnengesicht der Katchinas) und dem Sunwheel (Sonnenrad).

Kann Sonnenlicht gefährlich sein?

Die industrialisierte Welt hingegen hat die Sonne beinahe zum Feind der Menschheit erklärt, gegen den wir uns mit Lichtschutzfaktoren »schützen« sollen. Vor die Augen werden dunkle Filter – Sonnenbrillen – gesetzt, wodurch die Aufnahme der wertvollen Sonnenstrahlen reduziert und die Farben der Natur verfälscht werden.

Gefährlich kann Sonnenlicht höchstens in der Sommerzeit werden, wo wir sie erst in den späten Nachmittagsstunden genießen sollten. Dabei müßten wir eigentlich nur auf die natürliche Reaktion der Haut achten, die uns mit ihrer Rötung anzeigt, wann es genug ist oder zuviel war.

Kinder brauchen allerdings in den Sommermonaten tagsüber immer einen Sonnenschutz.

So sehr Ihnen dieses Foto auch gefallen mag ... Wer zu lange in der Sonne »brät«, setzt seine Haut zu stark der UV-Strahlung aus und läuft Gefahr, sich zu schaden. Die Aufnahme von Sonnenlicht über die Augen jedoch ist lebensnotwendig (Seite 27) und sollte nicht mit Sonnenbrillen ständig behindert werden.

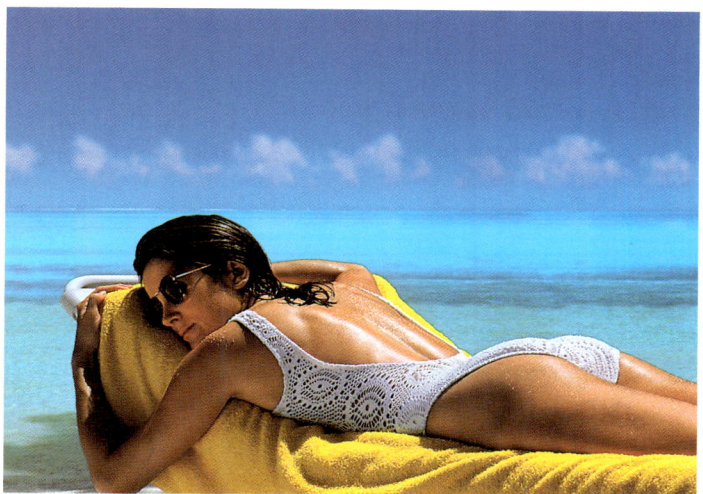

Sonnenlicht ist wichtig — aber alles in Maßen.

In den Frühlings-, Herbst- und Wintermonaten benötigen wir das natürliche Licht der Sonne mindestens zu 60 Prozent unseres Tages.

Das heißt nicht, daß es immer der strahlende Sonnenschein sein muß. Ein bedeckter Himmel tut's auch. Leider ist es vielen Menschen in den Wintermonaten nicht möglich, ihr Quantum an täglicher Sonnenstrahlung zu erhalten: Sie

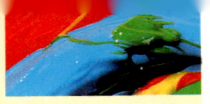

gehen morgens im Dunkeln aus dem Haus zur Arbeit und kommen abends im Dunkeln zurück.

Depressionen, Niedergeschlagenheit, Menstruationskrämpfe, rheumatische Erkrankungen, Erkältungen (um nur einige der Beschwerden zu nennen) nehmen in den Wintermonaten nicht von ungefähr auffallend zu.

Die Sonne bringt es an den Tag

Die Erfahrung, Farben zu sehen, können wir nur mit Hilfe von Licht machen. In absoluter Dunkelheit sehen wir keine Farben. Farben sind auch nicht greifbar. Wir können einzig einen farbigen Gegenstand anfassen. Die Farben selbst nicht. Dennoch sind sie real – oder könnten Sie behaupten, es gäbe sie nicht? Aber was macht sie real erfahrbar?

Wenn wir die Natur in ihrer Farbenpracht erleben, sind wir ergriffen und spüren eine gewisse Erhabenheit, die diesem Schauspiel innewohnt. Doch wo sind die grünen Wälder, der leuchtende Raps, das rote Mohnfeld, das türkisblaue Meer, die sandfarbenen Dünen in der Nacht?

Licht macht Stimmung

Das Licht macht uns die Welt und ihre Farbigkeit sichtbar. Und im Spiel des Lichts verändern sich die Farben. Ein Gebirge beispielsweise hat in der Mittagssonne eine andere Farbe als früh morgens oder nachmittags. Wir können

»Das Licht, dieses Urphänomen der Welt, offenbart uns in den Farben den Geist und die lebendige Seele der Welt.«
Johannes Itten

spüren, daß sich auch die Ausstrahlung oder Atmosphäre, die von diesem Gebirge ausgeht, mit seinen verwandelten Farben verändert.

Denken Sie einmal an das strahlend blaue Meer unter der Mittagssonne und an den Eindruck, den es bei bedecktem Himmel hinterläßt. Beim ersten Bild werden Sie Lust verspüren hineinzuspringen, beim anderen kann der Anblick sogar Angst erzeugen. Farben können ein Objekt in seiner Wirkung bis zur gegenteiligen Aussage verändern.

Farben in ihrer »sinnlich-sittlichen Wahrnehmung« – wie Goethe sie beschreibt – sind imstande, Stimmungen in uns zu wecken und unsere Gefühle zu beherrschen.

In unserem Beispiel sind sowohl das Gebirge als auch das Meer selbst unverändert. Einzig ihre Farblichkeit hat sich verändert und verändert damit unsere Empfindungen.

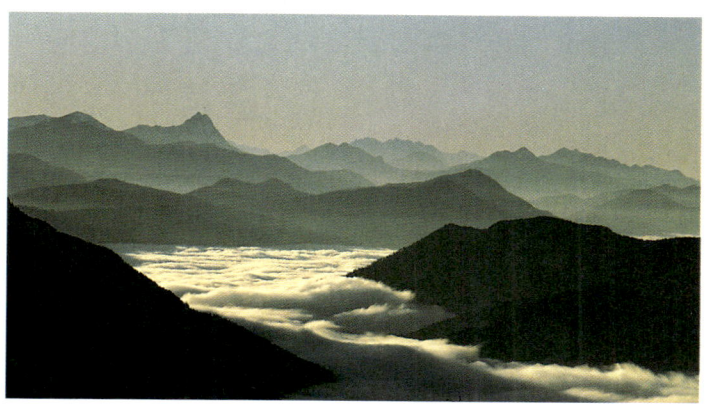

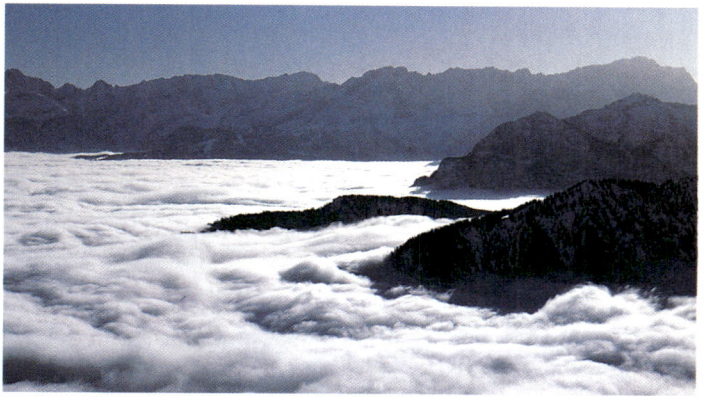

Jedes Wetter, jede Tages- und Jahreszeit hat ein anderes Licht. Und mit dem Licht ändern sich die Farben und die »Stimmung« einer Landschaft. Auch unsere eigene Stimmung wird von unterschiedlichem Licht spürbar beeinflußt.

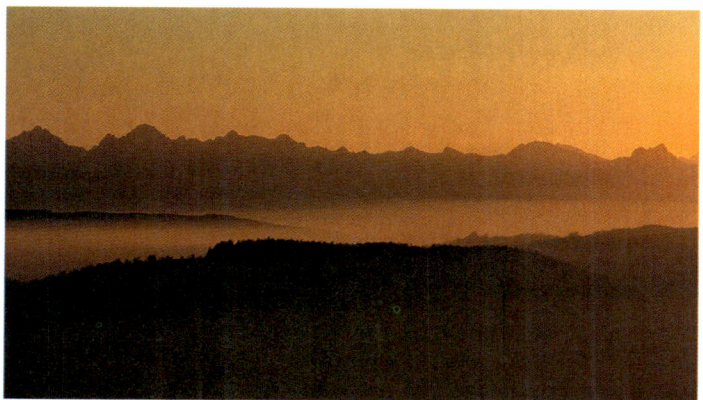

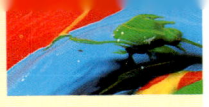

Farbenlehre für die Praxis

Wollen wir tiefer in das Thema Farbe einsteigen, kommen wir nicht umhin, uns theoretisch zumindest ein wenig mit der Farbenlehre zu beschäftigen. Insbesondere wenn Sie selbst Stoffe einfärben möchten oder malen wollen, wird Ihnen etwas theoretisches Wissen einige Frustrationen beim Mischen der Farben ersparen. Zwar hängt das erfolgreiche Ergebnis einer Stoff-Färbung maßgeblich von der Art des Stoffes ab, und auch beim Malen liegt viel am Material. Es gibt jedoch einige farbtheoretische Regeln, die Ihnen helfen können, schöne Farben zu erzielen.

Die Farben des Regenbogens

Farben werden sichtbar durch die Reflektion der natürlichen UV-Strahlen der Sonne. Welche Farbe wir sehen, hängt von den Wellenlängen des Lichts ab; diese werden in Nanometer (nm = ein Millionstel Millimeter) gemessen und befinden sich im sogenannten sichtbaren Strahlungsbereich zwischen infrarotem und ultraviolettem Licht (siehe Tabelle unten).

Die reinen Farben sind leuchtend klar und laufen in einer bestimmten Reihenfolge ineinander über, so wie wir es im Regenbogen sehen: Von Violett über Indigo, Blau, Grün, Gelb und Orange bis Rot. Diese Farbfolge wird naturwissenschaftlich »Spektralband« genannt.

Violett mit den kürzesten Wellen im sichtbaren Bereich ist meßbar von 400–460 nm, Indigo als schmaler Streifen mit 460–470 nm, Blau mit 470–490 nm, Grün mit einem weitaus größeren Bereich von 490–570 nm, Gelb mit 570–600 nm, Orange 600–630 nm und Rot mit dem langen Wellenbereich von 630–780 nm.

Darüber hinaus sind wir noch einer großen Bandbreite unsichtbarer Strahlung ausgesetzt. Oberhalb von 780 nm liegen die Strahlen des Infrarot, der Mikro-, Radio- und elektrischen Wellen. Unterhalb der 400-nm-Grenze – wo Violett aufhört, sichtbar zu werden – liegen die unsichtbaren UV-Strahlen der Sonne, dann die Gamma-, Röntgen- und kosmischen Strahlen mit immer kürzeren Wellen.

Die Wellenlängen des Sonnenlichts reichen von über 780 nm (Infrarot) bis zur unsichtbaren UV-Strahlung: UVA mit 315-400 nm, UVB mit 280-315 nm und UVC unterhalb 280 nm. »Sonnenbänke« haben entweder nur UVA- oder nur UVB-Licht in hoher Konzentration. Deshalb färbt sich die Haut darunter auch in einem anderen Bräunungston als in der natürlichen Sonne.

Farben erleben

● Über Farben zu lesen, bleibt sehr theoretisch. Besser ist es, sich mit Farben zu beschäftigen. Malen ist sicher die beste Methode, Farben in allen Nuancen kennenzulernen. Es ist eine Möglichkeit intensivster Farbaufnahme. Sie geben Ihre Kreativität in das Bild hinein und nehmen gleichzeitig die Farben mit den Augen auf. Wenn Sie dabei Ihren Gefühlen folgen, werden Sie ausschließlich mit den Farben malen, die Ihnen im Moment guttun.

● Lassen Sie sich bei der Auswahl Ihrer Materialien im Fachgeschäft beraten, damit Sie das Resultat erzielen, das Sie sich wünschen. Farbpigmente lassen sich nämlich anders verarbeiten als Dispersionsfarben und diese wieder anders als Aquarell- oder Lackfarben. Auf Holz wirkt die gleiche Farbe anders als auf Kunststoff, Papier oder Stoff.

Grundbegriffe der Farbtheorie

Das Mischen von Farben ist keine Hexerei: Es folgt bestimmten Gesetzmäßigkeiten, die ich nun anhand einiger Grundbegriffe erläutern werde.

Stoffliche Grundfarben und Licht-Grundfarben

Es gibt zwei Arten von Farben. Einmal die Pigmentfarben, die Goethe stoffliche Farben nannte, weil wir mit ihnen umgehen können wie mit einem Material; wir können sie untereinander mischen, mit ihnen malen, färben und drucken. Ihre Grundfarben sind Rot, Blau und Gelb.

Es gibt aber auch die Lichtfarben, deren Grundfarben Rot, Blau und Grün sind. Lichtfarben kann man nur projizieren. Farbbildschirme beispielsweise setzen die Bilder aus Rot, Blau und Grün zusammen. Auch unsere Augen funktionieren nach dem Lichtfarbenprinzip.

Mit den drei Grundfarben entsteht von selbst jede andere Zwischenfarbe. Das Ergebnis ist allerdings bei beiden Farbarten gegensätzlich: Wenn man zu einer stofflichen Farbe immer mehr einzelne Farben hinzugibt, wird die Mischung dunkler, bis wir schließlich Schwarz erreichen; projiziert man Lichtfarben übereinander, wird die Fläche immer heller, bis wir nichts als farbloses Licht sehen.

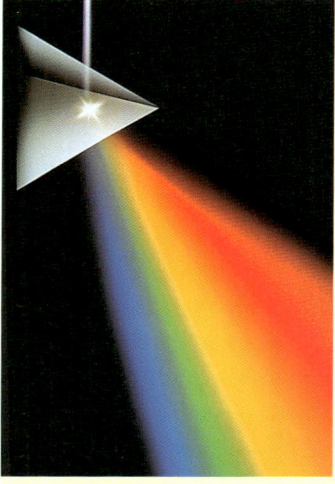

Trifft ein Lichtstrahl auf ein Prisma, so werden durch die Lichtbrechung im Glaskörper auf der gegenüberliegenden Wand die Regenbogenfarben sichtbar.

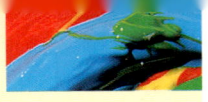

Primär- und Sekundärfarben

Die drei stofflichen Grundfarben Rot, Blau und Gelb nennen wir auch Primärfarben. Wenn wir jeweils zwei von ihnen miteinander mischen, erhalten wir daraus eine sogenannte Sekundärfarbe.

Mischen wir die Sekundärfarben nochmals mit einer der Primärfarben, erhalten wir immer feinere Farbnuancen. Durch Zugabe von Schwarz und Weiß erreichen wir »gedeckte« Töne, unzählige Grauvarianten und Pastellfarben. Die Natur hat für alle Farben die Vorgaben gemacht. Es gibt keine Farbe, die nicht auch auf natürliche Weise in Erscheinung treten würde. Selbst sogenannte Leucht- und Schockfarben finden wir in den Blütenkelchen exotischer Pflanzen oder Wüstenblumen.

Aus den Primärfarben Rot, Blau und Gelb lassen sich die drei Sekundärfarben mischen: Rot + Gelb = Orange, Blau + Rot = Violett, Gelb + Blau = Grün. Komplementärfarben liegen sich im Farbkreis gegenüber: Rot und Grün, Blau und Orange, Gelb und Violett.

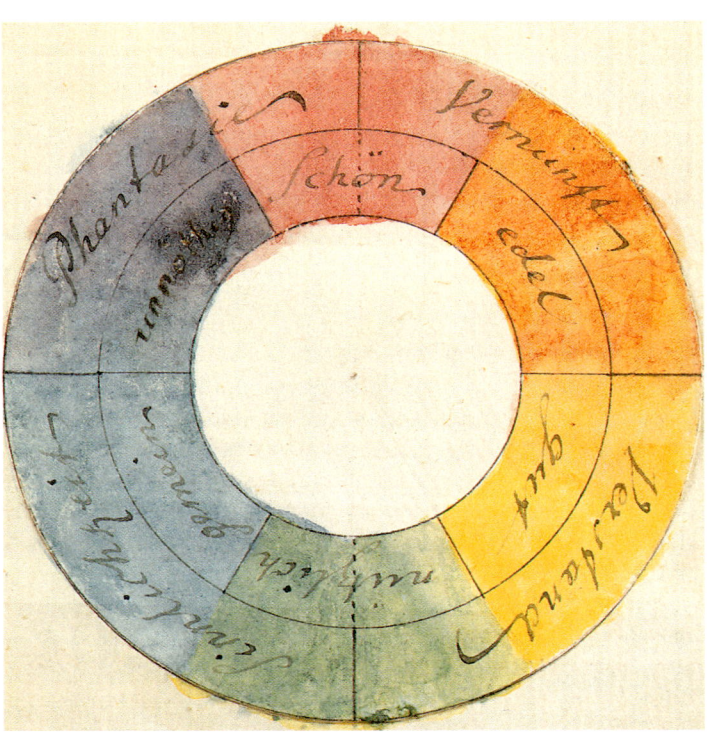

Der Farbenkreis von Goethe zeigt die stofflichen Grundfarben: die Primärfarben und die Sekundärfarben.

Goethe und Johannes Itten haben die Primär- und Sekundärfarben in einem Kreis angeordnet, um ihr Prinzip deutlich zu machen. Der Farbkreis von Itten ist zwölfteilig – eine Weiterentwicklung des sechsteiligen Goethe-Farbkreises (links) – und zeigt auch die Zwischentöne.

Komplementärfarben

Komplementärfarben sind jeweils zwei Farben, die sich in den Farbkreisen von Goethe und Itten genau gegenüberliegen. Mischen Sie die Komplementärfarben miteinander, so erhalten Sie immer ein schmutziges Grau oder Braun. Goethe war sehr fasziniert vom Phänomen des Komplementärs, das Sie leicht selbst nachvollziehen können: Schauen Sie sich einmal eine Fläche mit der Farbe Rot etwa 20 Sekunden lang an, und schließen Sie dann die Augen. Es entsteht ein Abbild dieser roten Fläche in einem zarten Grün. Das Gleiche können Sie umgekehrt und mit den anderen Grundfarben ebenfalls erleben. Unsere Augen produzieren also, wenn sie geschlossen werden, selbständig das Komplementär einer Grundfarbe.
Wenn Sie von einer der sechs Grundfarben zu viel haben oder sie nicht ertragen können, schließen Sie einfach Ihre Augen, und Sie sehen die Gegenfarbe, die die Wirkung der anderen aufhebt.

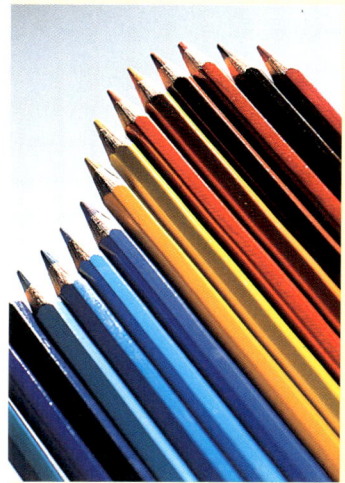

Malen Sie doch mal ein Bild in Rot, Orange und Gelb — und dann eines nur in Blautönen. Wie geht es Ihnen dabei mit den »warmen« und wie mit den »kalten« Farben?

Warme und kalte Farben

Diese Bezeichnungen werden besonders im Zusammenhang mit der Farbberatung immer wieder verwendet. Man kann die »Farbtypen« (Seite 64) in zwei Kategorien einteilen: Der einen Gruppe (Frühlings- und Herbsttyp) stehen die »warmen« Farben, der anderen (Sommer- und Wintertyp) die sogenannten »kalten«.
● Warme Farben haben alle einen deutlichen Gelbanteil von mindestens 60 bis 100 Prozent.
● Kalten Farben fehlt das Gelb, und teilweise haben sie zusätzlich einen blauen Unterton – deshalb bezeichnet man diese Farben als »kalt«.
Die Tabelle auf Seite 36 zeigt die Farben, die sich aus den Grundfarben plus Schwarz bilden lassen. Natürlich gibt es wesentlich mehr warme und kalte Farbnuancen.

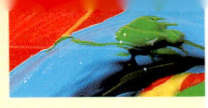

Warme und kalte Farben	
Warm, mit Gelbanteil	**Kalt, ohne Gelbanteil**
Tomatenrot **	Blaurot **
Orange	Mittelblau, Indigo
Gelb	Violett
Gelbtürkis, Petrol	Blautürkis
Gelbgrün, Oliv **	Blaugrün **
Braun	Rosa, Magenta
Beige	Grau

**In der Mitte zwischen warm und kalt befinden sich die beiden Farben Rot und Grün. Sie können durch einen Blau- oder Gelbanteil jeweils in die warme oder in die kalte Richtung gebracht werden.

Zwei Farbnamen sind im allgemeinen Sprachgebrauch eher unbekannt: »Magenta« ist ein kräftiges Pink, eine Mischung aus Violett und Rot, »Indigo« ist ein dunkles Blau mit einem Hauch Violett.

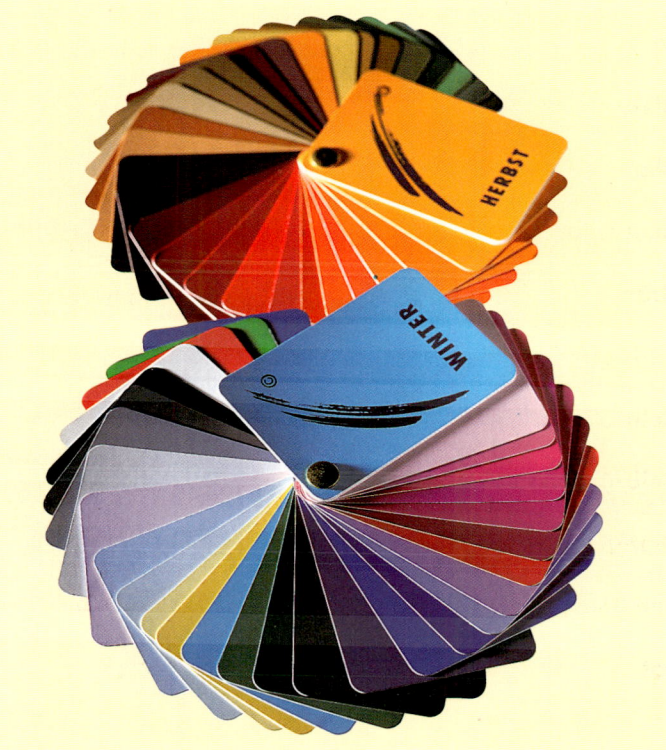

Farben selbst mischen

- Für Farbmischungen und Färbeaktionen entnehmen Sie bitte der folgenden Tabelle die voraussichtlichen Resultate.
- Den Farben der linken Spalte sind die der oberen Spalte zu einem geringeren Teil beigemischt.
- Mischungen aus Komplementärfarben ergeben einen dunklen, schmutzigen Ton wie Oliv oder Graubraun.
- Denken Sie daran, daß es immer auch noch vom verwendeten Material abhängig ist, welches Ergebnis Sie erzielen.

	Rot	Blau	Gelb
Rot-Violett	Magenta	Blauviolett	Kaltes Flieder
Violett	Rotviolett	Indigo	Oliv, Braun
Blau-Violett	Violett	Blau	Dunkelgrün
Blau	Violett	Blau	Türkis
Blau-Grün	Oliv	Blautürkis	Apfelgrün
Grün	Graubraun	Gelbtürkis	Apfelgrün
Gelb-Grün	Senfgrün	Gelbtürkis	Apfelgrün
Gelb	Orange	Grün	Gelb
Gelb-Orange	Orange	Graubraun	Maisgelb
Orange	Tomatenrot	Graubraun	Gelborange
Rot-Orange	Rot	Graubraun	Orange
Rot	Rot	Violett	Orange

Ich empfehle Ihnen außerdem Johannes Ittens Buch »Die Kunst der Farbe«, in dem er das Mischen ausführlich darstellt. In Geschäften für Grafikerbedarf können Sie sich das »Artist's Color Wheel« (Farbrad) besorgen, das die Mischungsergebnisse anschaulich macht.

Das Problem mit den Farbmustern

Ich möchte hier noch auf ein Problem eingehen, das immer wieder auftaucht, wenn es um Farbmuster geht. Natürlich erscheint es als sehr praktisch, wenn in einem Zeitschriftenartikel oder Buch über Farbberatung gleich auch eine Palette der Farben für jeden Farbtyp (Seite 73) mitgeliefert wird. In diesem Buch haben wir darauf verzichtet – warum?

Farbabweichungen beim Druck

Für den Druck von Büchern und Zeitschriften werden ganz bestimmte Farben verwendet. Statt Rot ist Magenta dort eine der drei Grundfarben; es ist ein etwas dunkleres Pink, das mit Goethes »Purpur« vergleichbar ist. Das Blau ähnelt dem Türkis und wird Cyan genannt. Als dritte Grundfarbe bleibt nach wie vor Gelb. Schwarz als vierte Druckfarbe verstärkt Kontraste und nuanciert die Farben.

So brillant der Vierfarbendruck sein kann – trotzdem lassen sich mit den üblichen vier Farben manche Farbnuancen einfach nicht herstellen. Lachstöne zum Beispiel werden meist dumpf und bräunlich: Fatal etwa für die Palette des Frühlingstyps, dessen leuchtende Gelb-Rot-Töne zum Teil regelrecht falsch aussehen können. Neben solchen Farbabweichungen sind auch deutliche Farbschwankungen innerhalb eines Druckdurchgangs oder bei einem Nachdruck unvermeidlich. Will man eine Farbpalette mit typischen Nuancen und authentischen Farben drucken, sind spezielle Druckfarben und eine immer gleichmäßige, digital gesteuerte Menge an Farbzugabe mit sechs Stellen hinter dem Komma nötig. Das ist bei einem Zeitschriften- oder Buchdruck nicht zu erreichen.

Solche Farbpaletten verwenden zu wollen, ist also ein Unding, weil sie aus technischen Gründen nie die echten Farben wiedergeben können.

Bei einer professionellen Farbberatung erhalten Sie eine richtige Farbpalette. Wenn Sie Ihren Farbtyp schon kennen und keine Palette haben, können Sie über die Bezugsadresse auf Seite 153 Ihren »Farbenpaß« bestellen.

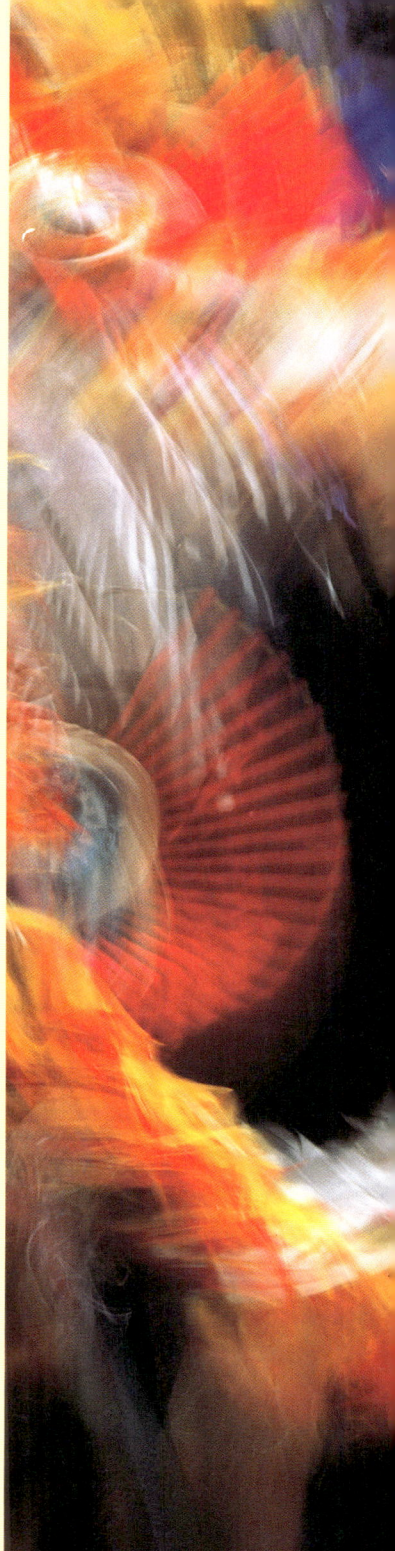

Farbe bekennen

Mit Farben setzen wir
Signale. Bewußt ange-
wandt, können wir
mit ihnen unser Image
gestalten. Der richtige
Kleidungsstil jedoch ist
dabei mindestens
ebenso entscheidend.

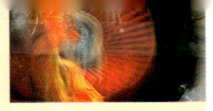

Das authentische Image

Vielleicht haben Sie ja auch oft das Gefühl, daß Sie gar nicht so angezogen sind, wie Sie sich eigentlich gerne zeigen würden; daß Ihr »Image« nicht oder nicht mehr mit Ihrem Wesen übereinstimmt. Selbst wenn Ihnen die Farben stehen, die Sie tragen, drücken Sie damit vielleicht nicht die Persönlichkeit aus, die »ankommen« soll. Zur Farbberatung gehört deshalb auch die Auseinandersetzung mit dem persönlichen Image.

»Wenn ihr die beiden vereint und wenn ihr das Innere wie das Äußere gestaltet und das Äußere wie das Innere und das, was über uns ist, wie das, was unter uns liegt, und wenn ihr das Männliche und das Weibliche vereint, werdet ihr das Königreich erlangen.« Das sagt Jesus im Evangelium des Hl. Thomas, das um 500 n. Chr. aus dem offiziellen Evangelium entfernt und mittlerweile wiederentdeckt wurde.

Bei der Gestaltung eines Images geht es um etwas viel Bedeutsameres als darum, »gut« auszusehen. Wenn Sie Ihr Image verbessern, gewinnen Sie an Kraft und Ausstrahlung. Dabei kann es durchaus geschehen, daß sich Ihr Fühlen, Denken und Verhalten – das Sie mit Ihrem Erscheinungsbild ausdrücken – ebenfalls ändert. Erwarten Sie aber nicht, daß Ihr neues Image einfach »vom Himmel fällt«. Eine wirkliche Verbesserung des äußeren Bildes ist ein Prozeß, der langsam durchlaufen werden muß.

Kennen Sie das? ...

Beginnen wir mit ein paar Fragen, mit denen Situationen und Haltungen angesprochen werden, die Ihnen vielleicht sehr vertraut sind.

● Bereitet es Ihnen Streß, wenn Sie an den Einkauf des »richtigen« Kleidungsstücks für die »besondere« Gelegenheit denken?

● Stehen Sie vor dem vollen Kleiderschrank und haben nichts anzuziehen?

● Überwältigt Sie manchmal eine Art Panik, weil Sie sich unattraktiv finden?

● Empfinden Sie sich selbst ganz anders, als man Sie wahrnimmt?

● Haben Sie Angst, den Erwartungen anderer Menschen nicht zu entsprechen?

● Finden Sie einfach keinen Weg, mit Ihrer Kleidung Ihre Persönlichkeit zu repräsentieren?

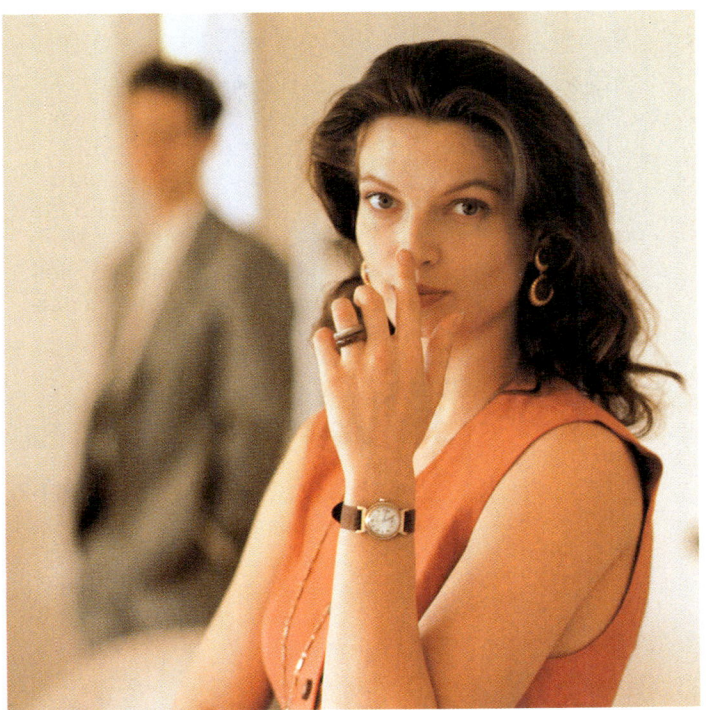

Es geht um die Fragen: »Wer bin ich?« und »Was will ich?«

● Haben Sie das Gefühl, man muß Sie erst eine Zeitlang
kennen, bevor man Ihre wahren Werte sieht?
● Orientieren Sie sich hauptsächlich an den neuesten
Modetrends und glauben, immer »in« sein zu müssen?
Wenn Sie die meisten dieser Fragen bejahen können, ru-
hen Sie vermutlich nicht so sicher in Ihrer Persönlichkeit,
wie dies möglich wäre. Gemeinsam können wir aber an
Ihrem Erscheinungsbild, Ihrem Image und damit an Ihrer
persönlichen Ausstrahlung arbeiten.
Die Kenntnis der Farben, die Ihnen gut stehen, ist ein Bereich (Seite 64). Sie gezielt einzusetzen und mit anderen
Farben geschickt zu kombinieren, ist der »Zwilling« dazu.
Farben sind aber auch imstande, eine Aussage über Sie zu
machen, ganz gleich ob Sie farbtypgerecht gekleidet sind
oder nicht. Farben gestalten in jedem Fall Ihr Image mit.

**Schauen Sie einmal in Ihren
Schrank. Welche der Klei-
dungsstücke tragen Sie nie
oder selten? Hängen Sie doch
einmal all Ihre »Schrankhü-
ter« zusammen. Welche Farben haben diese Sachen?
Können Sie einen Grund-
tenor in der Farbgebung
feststellen?**

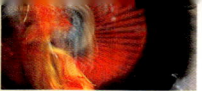

Kleine Selbstanalyse

Bevor andere Sie so sehen, wie Sie gesehen werden wollen, müssen Sie sich zuerst einmal selbst kennenlernen. Wenn Sie zu Ihrem wahren Wesen vorgedrungen sind, können Sie entscheiden, ob Sie bereit sind, anderen dieses Bild zu zeigen. Allem voran steht die Frage:

Wer bin ich?

Schauen Sie sich bitte die nachfolgenden Fragen an, mit deren Hilfe Sie sich von außen der eigenen Persönlichkeit annähern können:

»Wie sehe ich mich selbst?« Stellen Sie sich vor, daß Ihr Spiegel Ihnen sagt, was er sieht, wenn Sie vor ihm stehen. Schreiben Sie auf, was Ihnen spontan einfällt. Beginnen Sie mit dem Ist-Zustand.

● Erkennen Sie die Vorteile Ihres Wesens? Was gefällt Ihnen besonders gut an Ihrem Aussehen und an Ihrem Charakter? Wo liegen Ihre Stärken?

● Was wollen Sie verändern? Wo wünschen Sie sich Korrekturen?

● Was haben Sie bereits gegenüber früher verändert?

»Anerkenne das kreative Prinzip in Dir selbst. Betrachte Dich im Spiegel und begüße Dich: Hallo, wie geht es Dir?«
Dhyani Ywahoo,
Cherokee-Indianerin

Wie will ich erscheinen?

Zwischen der Person, die Sie sind, und der, als welche Sie erscheinen wollen, kann durchaus ein Unterschied bestehen. Vielleicht wollen Sie bestimmte Züge von sich nicht gerne zeigen, wie beispielsweise Verletzlichkeit oder Skepsis oder anderes.

Sie haben die Möglichkeit, Ihr Erscheinungsbild so zu gestalten, daß diese Eigenschaften kaschiert werden.

Das hat keineswegs die Bedeutung von Falschheit oder Verstellung. Jeder Mensch hat Charakterzüge, die er lieber für sich behalten möchte. Wichtig ist, daß Sie sich darüber klar werden, welche diese sind und wie Sie sie verdecken können. Dabei hilft Ihnen die folgende Tabelle.

Suchen Sie sich unter den aufgeführten Attributen drei heraus, die Ihnen besonders wichtig erscheinen, und drei, auf die Sie überhaupt keinen Wert legen.

Lassen Sie sich Zeit und versuchen Sie, so objektiv wie möglich zu bleiben.

Wie möchten Sie wirken und wie nicht?

Akkurat/Ordentlich	Kreativ
Vertrauenswürdig	Cool
Elegant	Fraulich/Männlich
Warmherzig	Sexy
Intellektuell	Gestylt
Stark	Offen
Spirituell	Wild
Hilfsbereit	Bescheiden
Freundlich	Natürlich
Selbstbewußt	Zart
Wohlhabend	Unabhängig
Geradlinig	Geheimnisvoll
Gutaussehend	Locker
Unnahbar	Androgyn
Interessant	Erfolgreich

Und wie sehen die anderen Sie?

Denken Sie bitte einmal darüber nach, ob andere Sie wirklich so wahrnehmen, wie Sie erscheinen wollen. Fragen Sie auch Ihre Partner, Freunde oder Verwandten, wie Sie von ihnen eingeschätzt werden. Stellen Sie eine große Differenz fest zwischen dem Bild, das sich andere von Ihnen machen und dem, das Sie selbst von sich haben?

Abschied von der grauen Maus

Ein Grundgedanke der meisten Frauen, die ich in Beratungen kennengelernt habe, ist, daß sie »eigentlich gern besser aussehen würden«, sich das aber gar nicht zutrauen. Sie reduzieren sich, halten sich für nicht oder wenig attraktiv, haben sich damit abgefunden, keine Ansprüche zu stellen, und so weiter. Sie können überhaupt nicht glauben, daß sie gut aussehen und für viele andere attraktiv sind.
Viele Frauen bewegen sich in den engen Grenzen eigener Unzulänglichkeiten, die sie nicht zu durchbrechen wagen. Die Grenzen werden in frühester Kindheit von den Eltern festgelegt und als Wertmaßstäbe oftmals ins Erwachsenenleben übernommen. So ist das Image hauptsächlich an den

»Jeder Mensch kann so glücklich und schöpferisch sein, wie er es sich selbst zu werden erlaubt.«
Marlo Morgan, amerikanische Frauenrechtlerin

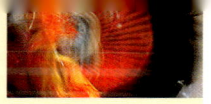
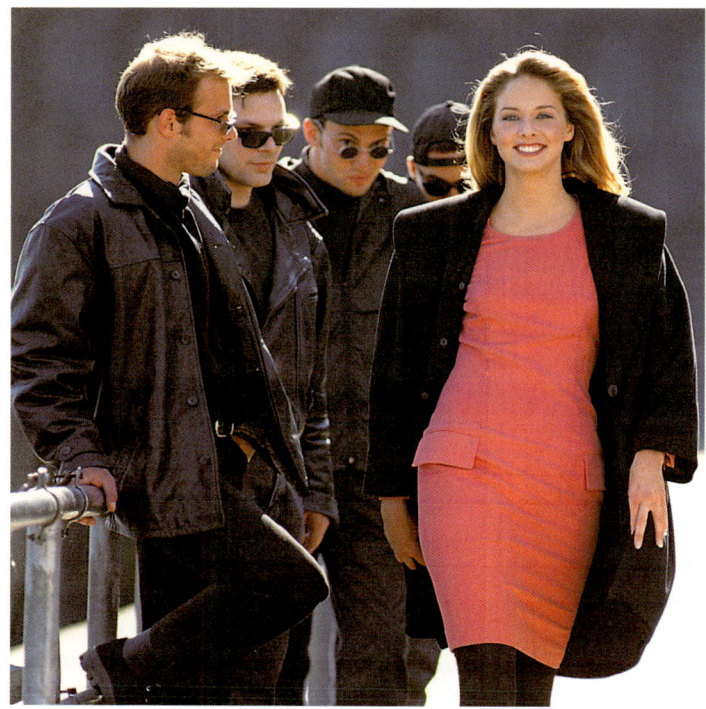

Auf wen wollen Sie wirken, und was wollen Sie damit erreichen? Was ist Ihr ganz persönliches Ziel?

Erwartungen der Außenwelt orientiert – eine individuelle, authentische Ausstrahlung aber wird kaum entwickelt. Über den Weg, die äußere Erscheinung zu verändern, ist es möglich, sich aus diesem »Gefängnis« fester, antiquierter Vorstellungen zu befreien – und das gelingt den Frauen oft einfach mit den eigenen Farben, die nach der Farbberatung getragen werden! Sie erleben, wie begehrenswert sie aussehen können, sie werden selbstbewußter und wachsen innerlich.

Am Image feilen

Wenn Sie ein klares Bild von sich haben, können Sie Ihre Erscheinung bewußt umgestalten, bis sie dem Image entspricht, das Sie haben wollen. Konzentrieren Sie sich auf das, was Ihnen an sich selbst wesentlich ist, und denken

TIP

Kleiden Sie sich als Frau hausbacken und als Mann wie ein kleiner Junge, wird man Ihnen keine Weltgewandtheit zutrauen. Wenn Sie sich kleiden, als würden Sie eine Abteilung leiten, wird man das auch von Ihnen glauben. Setzen Sie dabei auch Farben bewußt ein!

Sie jeden Tag daran, dieses Bild mit Ihrem Outfit nach außen zu transportieren. Wie das am besten geht, erfahren Sie ab Seite 49. Denken Sie immer daran, daß eine Veränderung des Images ein langer Prozeß ist. Sie können jeden Tag erneut an Ihrem Idealbild feilen. Lassen Sie sich keinesfalls zu der Ausrede hinreißen, nicht genügend Geld für die Verwirklichung Ihres Idealbildes zu haben. Verlieren Sie Ihr Ziel nicht aus den Augen, und suchen Sie dies zu erreichen, so gering Ihre finanziellen Mittel auch sein mögen. Wenn Sie Ihr Ziel klar – wie ein Bild – vor Augen haben, wird Ihnen das notwendige Geld dafür zur Verfügung stehen.

Image ist nicht alles

Nicht nur das äußere Erscheinungsbild, sondern vor allem ein gutes Selbstwertgefühl und die persönliche Ausstrahlung sind entscheidend dafür, wie wir »ankommen«.

Der schöne Schein und das wahre Sein

»Wie innen, so außen« könnte ein erstrebenswertes Ziel gelebter Individualität und entwickelter Persönlichkeit sein. Ein bestimmtes Erscheinungsbild oder Image ist nicht unbedingt gleichzusetzen mit der Ausstrahlung einer Person. Eine starke Ausstrahlung ist weit mehr als nur sichtbar und sogar imstande, die Bedeutung des »richtigen Outfits« völlig in den Hintergrund zu drängen. Denken Sie nur an Ghandi, den Dalai Lama, an Sai Baba oder Mutter Theresa. Starke Ausstrahlung ist immer das Ergebnis innerer Harmonie und Stärke. Mit optimaler Imagegestaltung können wir unsere Ausstrahlung unterstützen und verstärken, sie aber nicht ersetzen.

● Optimal ist das Image dann gestaltet, wenn es nicht bloße Fassade ist, sondern dem wahren Sein einer Person entspricht.
● Image als Fassade verzerrt einen Menschen.

Für manche Anlässe oder in bestimmten beruflichen Situationen ist »Verkleidung« allerdings unumgänglich. Wenn sie bewußt eingesetzt wird und sich nicht zur lästigen Pflichtübung entwickelt, kann diese Tarnung sogar Spaß machen.

Es gibt Menschen, die über ihre Kleidung jede Form individuellen Ausdrucks abgelegt haben. Priester, Heiler und Heilige, die ihr Leben der inneren Einkehr und dem Geistlichen widmen, drücken dies durch eine ihrer Religion entsprechende »Tracht« aus.

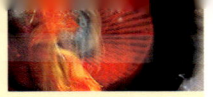

»Eindruck machen« — worauf es ankommt

Der vielgerühmte »erste Eindruck« – ist er wirklich so bestimmend, wie viele behaupten? Angeblich sind es nur 7 Sekunden, in denen wir uns für oder gegen eine Person entscheiden ...

Der erste Eindruck

Die Mechanismen, unter denen der erste Eindruck entsteht, werden durch das Erscheinungsbild und die Ausstrahlung der Person geprägt, die wir einschätzen. Zugleich aber ist die Wahrnehmung und deren Auswertung auch durch unsere eigenen Erfahrungen geprägt. Können wir daraus einigermaßen vorurteilsfrei schöpfen, räumen wir dem Gegenüber sowie auch uns selbst beim ersten Eindruck selbstverständlich immer eine zweite Chance ein.

Jeder schafft durch die Art und Weise, in der er sich zeigt, beim anderen ein bestimmtes Bild, ein Image. Dieser Vorgang hat nichts mit List, Macht oder Berechnung zu tun. Es entsteht ganz einfach ein Eindruck, der im gelungenen Fall dem eigentlichen Wesen entspricht.

»Kein Mensch fühlt im anderen eine Schwingung mit, ohne daß er sie selbst in sich hat.«
Hermann Hesse, 1877-1962, deutscher Dichter

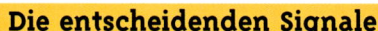

Die entscheidenden Signale

Erste Signale sind Figur, Körpergröße, Frisur. Zugleich werden drei Dinge wahrgenommen, die letztlich entscheidend sind für Erscheinungsbild und Ausstrahlung:
● die Farben (der Kleidung),
● der Stil und
● die Körpersprache.

Die Farben

Kleidungsfarben haben eine gewisse Signalwirkung. Die Bedeutungen sind in unserem Gehirn gespeichert und werden auf der unbewußten Ebene aktiviert, sobald wir eine

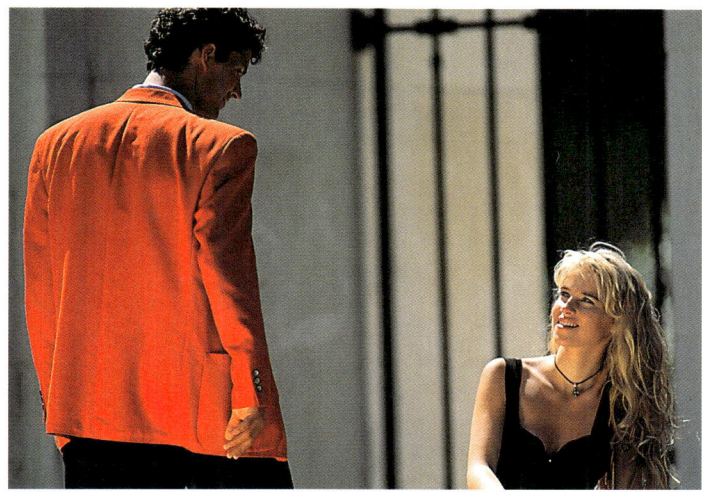

Mit Rot werden Sie immer Blickfang sein.

Person visuell einschätzen wollen. Beispielsweise wirkt jemand in einem dunkelblauen Anzug wesentlich konventioneller und vertrauenswürdiger als in einem grünen oder beigefarbenen. Ein rotes Kostüm hat eine völlig andere Aussage als das gleiche Kostüm in Grau.

Der Stil

Guter Stil ist individueller Ausdruck eigener Kultur, entwickelter Persönlichkeit und Originalität. Mit jedem Detail Ihres Outfits geben Sie anderen eine Information über sich. Entscheiden Sie sich deshalb bewußt und mit großer Sorgfalt für die verschiedenen Akzente. Sie müssen wissen, worin Sie schlecht und worin Sie sehr gut aussehen. Zu stilvollem Outfit trägt nicht nur die Kleidung, sondern sehr wesentlich auch die Frisur und – bei Brillenträgern – die Brille bei.

Die Körpersprache

Wenn wir authentisch erscheinen, strahlen wir Sicherheit und Selbstvertrauen aus. Unsere Bewegungen vermitteln Identität zwischen dem, wie wir sind, und dem, wie wir scheinen. Unsere Gesten sind ungezwungen, unsere Mimik ist freundlich, vielleicht herzlich und anderen zugeneigt.

**»Der Stil ist der genaue Abdruck der Qualität des Denkens.«
Arthur Schopenhauer,
1788–1860,
deutscher Philosoph**

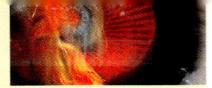

Die »zweite Chance«

Natürlich sind mit dem ersten Eindruck nicht gleich alle Würfel gefallen. Das wäre wirklich schlimm und würde bedeuten, daß erste Kontakte mit unseren Mitmenschen von einer Art Gnadenlosigkeit geprägt sind. Es gibt durchaus für jeden eine zweite Chance. Ich möchte sogar an Sie appellieren, jedem Menschen eine zweite Chance einzuräumen, bevor Sie über ihn ein Urteil fällen. Denn, wie gesagt: Jede Beurteilung wird durch »die eigene Brille« gesehen und ist nie wirklich objektiv!

Den Eindruck vertiefen

- die Sprache,
- das Verhalten (Benehmen) und
- die Qualität der Kleidung.

Die Sprache

Sprache steht in direktem Zusammenhang mit unserer Persönlichkeit. Menschen, die ihre Fähigkeiten und Stärken ausgewogen einsetzen, können sich einer klaren, festen und relativ tiefen Stimme bedienen. Sie kommt »aus dem Bauch« und wird durch offenen, ruhigen Atem bestimmt. Trainieren Sie mit Hilfe Ihres Atems eine klare Aussprache und eine Stimme, die aus dem Bauch kommt.

Das Verhalten

Körpersprache ist stumme Kommunikation. Jemand kann noch so gut gekleidet sein – benimmt er sich »daneben«, sind die Weichen zur Ablehnung gestellt. Beim Verhalten, das im zweiten Eindruck aussagekräftig ist, hat Ihr Gegenüber Zeit, Sie zu beobachten und über Sie zu reflektieren.

Die Qualität der Kleidung

Mit der Qualität Ihrer Kleidung treffen Sie zwar auch eine Aussage über Ihr verfügbares Budget, mehr noch können Sie damit Niveau und Bewußtheit vermitteln. Sie zeigen, daß Sie sich »etwas wert« sind, daß Sie Ansprüche stellen. Und: Qualität muß nicht teuer sein – etwa in Second-Hand-Boutiquen oder vor (!) und während des Schlußverkaufs!

Lesen Sie doch mal einen Text laut (oder erzählen Sie eine Geschichte) in drei Stimmvarianten — einer hohen, einer mittleren und einer besonders tiefen. Spüren Sie nach, ob sich Ihr Gefühl nicht bei allen drei Versionen verändert, obwohl es die gleiche Geschichte ist, die Sie erzählen. Was glauben Sie, wie es sich für andere »anfühlt« beziehungsweise anhört?

Image — stilvoll und farbbewußt

Jetzt geht es darum, Ihr individuelles Styling zu finden. Mit dem »Image« präsentieren Sie bestimmte Eigenschaften; die »Stilrichtung« ist dabei Ausdruck Ihres persönlichen Geschmacks. Wichtig ist, daß beides zusammenpaßt – und daß Sie konsequent bleiben. Denn Stilbrüche im Outfit machen alle guten Absichten zunichte.

Wege zum Ziel

Ob Sie Ihre Persönlichkeit optimal zur Geltung bringen wollen oder bestimmten Erwartungen, zum Beispiel im Beruf, gerecht werden müssen – werden Sie sich über Ihr Ziel klar, und setzen Sie dann Farbe und Stil bewußt ein.

Vergessen Sie aber die Suche nach einem eindeutigen Stilbegriff, der imstande wäre, Ihre ganze Individualität auszudrücken. Es gibt bestimmt ebenso viele verschiedene Stilbilder (Seite 53) wie Filmfiguren. Bedienen Sie sich derer wie ein Schauspieler. Probieren Sie aus, welche der Rollen Ihnen liegen und welche Sie nicht beherrschen. Nutzen Sie Ihre Lieblingsimages, denn darin wirken Sie authentisch. Wollen Sie Erfolg mit Ihrer Erscheinung haben, müssen Sie Ihre Absicht mit den richtigen Farben und dem entsprechenden Stil auch verwirklichen. Wenn Ihre Garderobe beispielsweise bieder ist, können Sie nicht erwarten, darin trotzdem »sexy« zu wirken, nur weil Sie die Vorstellung haben, sexy zu sein. Die Erfahrung, daß Sie einen bestimmten Menschen treffen und gerade dann »falsch« angezogen waren, sollte ab jetzt der Vergangenheit angehören.

»Wer den Hafen nicht kennt, in den er segeln will, für den ist kein Wind günstig.« Seneca, um 4 v. bis 65 n. Chr., römischer Philosoph und Dichter

Durch die Farbe sprechen

Farben werden bestimmte »Aussagen« zugeordnet. Deshalb entscheiden wir uns meist intuitiv für Kleiderfarben, entsprechend unserer bewußten oder unbewußten Absicht. Zurückhaltung verkörpern wir in unserem Kulturkreis beispielsweise in zarten und dunklen Farben, Dominanz in

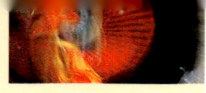

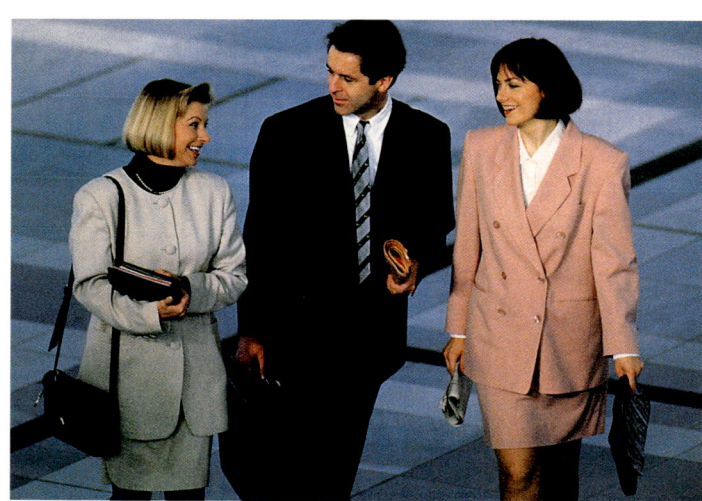

Viele Berufe erfordern konventionelle Businesskleidung.

Auch wenn konventionelles Outfit notwendig ist, können Sie es als Frau mit einer individuellen Note versehen, die trotzdem dezent bleibt: mit einem Seidentuch, außergewöhnlichem Designerschmuck oder einer nicht alltäglichen Brillenform.

kräftigen, klaren Farben. Wollen wir auf »Nummer Sicher« gehen, weil wir nicht genau wissen, wie unser Gegenüber auf uns reagieren wird, begegnen wir ihm möglichst in Dunkelblau.

Farben gestalten unser Image in bedeutendem Maße. Solange wir uns dessen nicht bewußt sind, bleibt ihr Einsatz unzureichend. Vielleicht passiert es sogar, daß Farben gewählt werden, die gegen ein beabsichtigtes Ziel arbeiten.

Trotz »Uniform« individuell?

Natürlich ist nicht jeder immer frei bei der Farbwahl. Es gibt Berufs- und Firmengruppen, die bestimmte Kleidungsfarben vorschreiben. Darüber hinaus gibt es aber für jeden Menschen den privaten Bereich, in dem er sich farblich voll entfalten kann und sollte.

Auch im Geschäftsleben lassen sich – zumindest für Frauen – mit etwas Kreativität Farben geschickt in den oft grauen Berufsalltag integrieren, ohne damit den Erfordernissen der »Corporate Identity« eines Konzerns zu widersprechen.

Frauen haben sicherlich, sogar im gehobenen Management, größere Farbfreiheit bei ihrer Garderobe als Männer. Daran ist bislang nunmal nichts zu ändern. Bestimmte Positionen

50

und Firmen verlangen von ihren männlichen Repräsentanten dunkelblaue oder graue Anzüge und weiße Hemden mit konventioneller Krawatte. Die Farbtypen Frühling und Herbst (Seite 80 und 87) sehen darin zwar nicht vorteilhaft aus, und ihr Gesicht tritt in den Hintergrund, dennoch ist hier das Image wichtiger als eine farbtypgerechte Kleidung.

Hilfe, ich finde nie etwas!

Figurprobleme schränken zwar den Zugriff auf das allgemeine Modeangebot ein, aber sie führen keinesfalls dazu, daß Sie Ihre Absicht nicht adäquat über die Kleidung präsentieren könnten. Lassen Sie sich nicht von vornherein von dem Gedanken beherrschen, daß Sie sowieso nichts Geeignetes für sich finden.

Besonders Frauen neigen dazu, beim Einkauf in eine Art Hoffnungslosigkeit zu verfallen. Im Grunde ist dieses Verhalten Teil des alltäglichen (Selbst-)Bestrafungsprogramms, das mit den Sätzen zum Einsatz kommt:
»Ich bin zu dick/zu dünn, zu alt, zu groß/zu klein dafür.«
»Meine Beine sind zu dick/zu dünn, zu kurz dafür.«
»Mein Busen ist zu groß, zu klein oder sonst etwas dafür.«
Was halten Sie von der Möglichkeit folgender Aussagen:
Zur Minimode: »Ich bin zu ›reif‹ dafür« oder »Das muß ich nicht mehr haben, es repräsentiert mich nicht.«
Zum Sixties-Revival: »Ich möchte mich als Frau/Mann kleiden und nicht zum Girl/Boy machen lassen.«
Zur Körperbetontheit (Stretchkleider, Leggins, enge Hosen und Pullis): »Ich liebe eine weichfallende Linie an mir.«
Punkt.

Mode ist kein Privileg

Modisch und stilvoll gekleidet zu sein, ist nicht das Privileg der Jungen, Schönen, Wohlhabenden. Mode ist auch nicht nur das, was im Moment »in« ist, sondern alles, was die Trägerin/den Träger vorteilhaft kleidet. Und jeder kann mit ein wenig Geschick und Bedachtsamkeit Körperlinien und -größen betonen, umspielen und verstecken. Nur sehr wenige Menschen – ob Frauen oder Männer – können den »letzten Schrei« mitmachen, und die Gründe dafür sind nur ganz am Rande Figurprobleme. Weit größer ist der Anteil

Der französische Modemacher Jean-Paul Gaultier hat seine »Junior-Collection« von 60- bis 70jährigen Frauen vorführen lassen. Das wirkte keineswegs albern, sondern sah gut aus und sprengte die engen Grenzen der Vorstellung, was man als »ältere Frau« zu tragen hat.

derjenigen, die in den neuesten Kreationen verkleidet aussehen würden. Da spielen die eigene Identität, Wesen, Alter und wie jemand erscheinen will, die wesentliche Rolle. Jeder Mensch besitzt in seinem individuellen Ausdruck Schönheit und Vorzüge. Es gilt, diese zu entdecken, zu unterstützen und besonders herauszustellen.

Denn wir sind auf der Erde, um zufrieden zu sein und um unsere Potentiale voll auszuschöpfen.

Typische Idealbilder und Stile

Die meisten Menschen streben ein Idealbild an, das sie zu erreichen und zu verkörpern suchen. Entsprechend meinen Erfahrungen sind es vier, die vor allen anderen Idealen am häufigsten genannt werden.

Jedes der Idealbilder läßt sich mit spezifischen Stilrichtungen besonders gut und eindeutig ausdrücken.

»Guter Stil« bedeutet mehr, als nur Tricks anzuwenden, um Figurprobleme zu verdecken. Guter Stil »übersetzt« Ihre Persönlichkeit so ins Erscheinungsbild, daß Sie nicht verkleidet wirken.

Idealbild (Image)	Passende Stilrichtungen
»Superfrau« und »Supermann« im Business	Nonkonformistische Klassik Bequem-legerer Stil Androgyner Stil
Vermittlung von Seriosität	Konventionelle Klassik Bequem-legerer Stil
Dezenz und Zurückhaltung	Konventionelle Klassik Bequem-legerer Stil Sportlichkeit
Sexuelle Präsenz	Provokanz Nonkonformistische Klassik Androgyner Stil

Die Stilrichtungen

Es sind immer zwei oder drei Stilrichtungen, mit denen ein Idealbild ausgedrückt werden kann. Sie können einzeln eingesetzt oder auch gemischt werden.

So läßt sich beispielsweise das Image »Dezenz und Zurückhaltung« in einem Blazer (konventionelle Klassik) mit einem langen, weich fallenden Rock (bequem-leger), einem Pullover und sportlich flachen Schuhen (Sportlichkeit) überzeugend darstellen.

Auch ist Abwechslung sinnvoll, denn der provokante Typ kann sich meist nicht jeden Tag provokant kleiden und der sportliche nicht immer sportlich.

Stilrichtungen können einem bestimmten Zweck dienen. Sie können sie auch als Empfehlungen sehen, wenn Sie nur einen Aspekt Ihrer Persönlichkeit zeigen wollen.

Stellen Sie sich die angegebenen Stilrichtungen wie eine Auswahl bestimmter Kräuter vor, die eine Soße perfekt gelingen lassen. Verwenden Sie mehrere, müssen sie aufeinander abgestimmt sein. Verwenden Sie nur eines, wird der Geschmack leicht definierbar und eindeutig.

Wenn Sie eines der Erscheinungsbilder (Images) erzielen wollen, die von mir beschrieben werden, dann suchen Sie sich dazu unter den passenden Stilrichtungen diejenige heraus, die Ihnen in Ihrem Wesen am meisten entspricht.

Konventionelle Klassik

Business-Ausstrahlung ist an einen klassisch-konventionellen Stil gebunden.

Für den Mann ist dies der Geschäfts-Anzug, meist ein weißes Hemd mit Standard-, TAB- oder Kentkragen mit Streifenkrawatte. Die Schuhe dazu sind der Oxford, Brouge oder Derby. Auf Goldkettchen oder Ohrstecker muß verzichtet werden. Ebensowenig ist eine bunte, poppige Uhr erlaubt.

Für Frauen gilt das schlichte Kostüm mit Pumps als ideal. Wählen Sie das Kostüm mit großer Sorgfalt aus. In Spezialgeschäften für Hochzeitskleidung finden Sie unter standesamtlicher Garderobe exclusive dezente Kostüme.

Anzug wie auch Kostüm sollten, wenn das Image streng gewahrt werden muß, in den festgelegten Farben Dunkelblau, Grau oder Schwarz gehalten sein.

Einerseits ist es wichtig, die eigene Absicht durch das Erscheinungsbild klar auszudrücken. Andererseits landet man mit einer zu geradlinigen Imagegestaltung bei anderen schnell in einer »Schublade«. Ein winzig kleiner Bruch im Styling kann eine interessante Spannung erzeugen, die die Persönlichkeit mehr in den Vordergrund rückt.

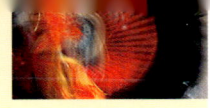

Wenn Ihre Position dieses Outfit erfordert, sollten Sie sich ganz bewußt dafür entscheiden und diese »Uniform« mit Selbstverständlichkeit tragen.

Nonkonformistische Klassik

Hier liegt die Extravaganz im Detail. Der Schnitt ist oft sehr schlicht, die Linien streng.

Ungewöhnliche Schnittführung eines ansonsten klassischen Damen-Jacketts, wie Überlänge, starke Taillierung, fehlende oder hochgeschlossene Revers, sind Raffinessen, die in der nonkonformistischen Klassik zum Ausdruck kommen. Der Eindruck darf aber niemals überzogen werden wie beim provokanten Stil. Es kann auch ein interessanter »Bruch« sein, ein strenges Jackett zusammen mit einem Minirock oder mit Shorts zu tragen.

Männer vermögen manchmal schon allein mit einer unkonventionellen Krawatte oder Weste, mit ungewöhnlichen Jackett-Revers oder Schuhen eine Aussage über ihre Außergewöhnlichkeit zu treffen.

Bequem-legerer Stil

Vielfach wird dieser Stil für Männer auch »Italian Style« genannt und für Frauen »Feminin«.

Das Jackett für den Herrn wird locker getragen, die Hose ist meist weit geschnitten, die Materialien sind fein und weich. Die sogenannte »Kombination«, bei der Jackett und Hose unterschiedliche Farben und Stoffqualitäten haben, ist für Männer die ideale Art, diese Stilrichtung zu nutzen. Für Frauen sind es oft unkonventionelle Farben, Modeschmuck und Halstücher, legere Schnitte und weich fallende Stoffe, die aber dennoch eine gewisse Zurückhaltung und Eleganz ausdrücken.

Sportlichkeit

Sportliches Outfit ist immer schlicht und sollte zu einer allgemein sportlichen Erscheinung des Trägers oder der Trägerin passen. Das bedeutet, daß man bei erheblichen Gewichtsproblemen auf diese Stilrichtung verzichten und statt dessen lieber den bequem-legeren Stil tragen sollte. Im sportlichen Outfit bleibt die Frau gemeinhin schmuck-

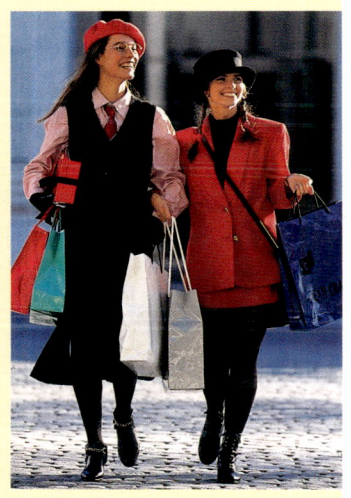

Klassische Mode muß nicht konservativ sein. Sie sollte die karriereorientierte, weltgewandte Frau ausdrücken. Ungewöhnliche Schnittführung macht die »strenge« Klassik zur nonkonformistischen.

los. Sie trägt Boots und Turnschuhe sowie idealerweise flache Schuhe, wie »Ballerinas«. Werden Absätze bevorzugt, sollten diese kräftig und nicht hoch sein.

Derbere Stoffe, wie Tweed, Cord, Flanell und Wolle, stehen Ihnen – ob Mann oder Frau – besser als feine Materialien. Jeans, Polohemden, sportliche Blusen oder Hemden, Westen und Blousons gehören zur typischen Garderobe.

Provokanz

Der provokante Stil ist sehr extravagant. Er sollte nur von Menschen getragen werden, die Extravaganz auch verkörpern, die selbst provokant sind – sonst kann dieser Stil schnell wie eine Maskerade wirken.

Zum provokanten Stil gehören für Frauen der Minirock, figurbetonte und knappe Oberteile, hohe Absätze oder extra-klobige Schuhe. Provokante Männerkleidung legt es meist auf besonders männliche Markanz an. Die Linienführung ist figurbetont, Schulterpolster sorgen für Breite, Lederhosen und -jacken versprechen Verwegenheit.

Die provokante Richtung ist sehr modeabhängig. Sie ist demonstrativ und will – mehr als der nonkonformistische Stil – zeigen, daß ihre Träger Grenzüberschreiter sind.

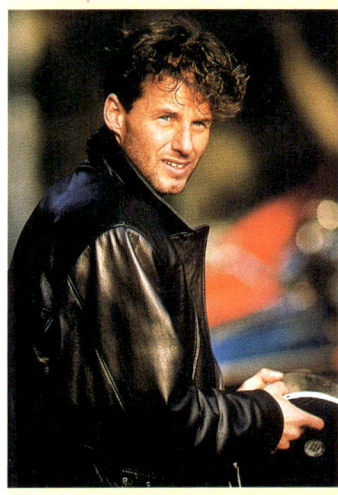

Herausfordernd, erotisch, extravagant – das signalisiert der provokante Stil: Er paßt daher sehr gut zum Image »Sexuelle Präsenz«.

Androgyner Stil

Androgynie ist das Gleichgewicht männlicher und weiblicher Anteile im Menschen. Durch Kleidung und Frisur wirken Männer so weicher und »femininer«, und Frauen bringen ihre »männlichen« Anteile nach außen.

Männer tragen oft langes Haar, manchmal zu einem Zopf gebunden und Uni-Sex-Kleidung, die auch von Frauen getragen werden könnte.

Androgyne Frauen gestalten ihr Image betont maskulin, beispielsweise mit klassischem Herrenanzug oder einer Motorrad-Lederjacke und Cowboyboots.

Wenn für manche auch der Eindruck entstehen mag – die Träger/-innen dieses Outfits sind meist weit davon entfernt, homosexuell zu sein. Es ist lediglich Ausdruck dessen, daß das Weibliche im Männlichen steckt und umgekehrt.

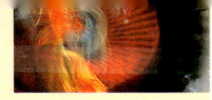

Image »Superfrau« und »Supermann« im Business

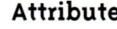

Stilrichtungen

- Nonkonformistische Klassik
- Bequem-legerer Stil
- Androgyner Stil

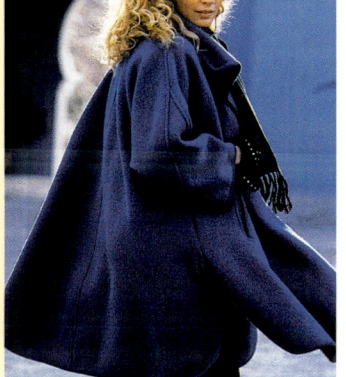

»Superfrau« und »Supermann« können sich in ihrem beruflichen Umfeld nahezu alles erlauben. Meist gehört es dort regelrecht dazu, durch eine gewisse Extravaganz aufzufallen.

Attribute

Durchsetzungsvermögen, Stärke, Präsenz, Dominanz, Selbstsicherheit, Zielstrebigkeit, Souveränität, Kühnheit, Verwegenheit, Attraktivität.

Es sind die »Macher/-innen«, die auf der Entscheider-Ebene plaziert sind und sich vom üblichen Business-Stil abheben wollen. Sie sind Selbständige oder bekleiden die sogenannten »freien« und Kreativ-Berufe, wie Architekt/-in, Filmemacher/-in, Musiker/-in oder Art-Director einer Werbeagentur. Sie sind meist recht eigenwillig in ihrem Styling; Grenzüberschreitungen sind ihre Leidenschaft. In der Kleidung wird dies gern entweder mit Schwarz oder mit schrillen Farbkontrasten und nonkonformistischem Stil ausgedrückt.

Farben für Frauen

- Ein Kostüm oder Kleid in Tomatenrot, Blaurot oder Orange läßt die Person leicht dominant wirken. Werden diese Energiefarben mit Schwarz kombiniert, wirkt das Bild durch den Kontrast sehr kühn und überlegen. Zusammen mit Beige oder Dunkelblau getragen, wird die Dominanz der Erscheinung gemildert.
- Ebenso verleihen Royalblau, Pink, Violett oder Smaragdgrün zusammen mit Schwarz der Trägerin das Image einer starken Persönlichkeit, mit einem Anstrich Verwegenheit.
- Das warme, tiefe Rot der Korallen stellt die Frau, der diese Farbe steht, unbedingt ins Rampenlicht.
- Ein schwarzes Kostüm mit weißer Bluse verleiht der Trägerin den Anschein eines gewissen Machtpotentials. Viele Frauen wirken darin, als seien sie die »Hüterinnen der Ordnung«.

Farben für Männer

Alle Farbangaben sind für die Oberkörperbekleidung gedacht (Jackett, Hemd). Die Farbe der Hose ist für den Eindruck nicht so entscheidend, sie sollte nur harmonisch kombiniert sein.

● Tomatenrot, Koralle und Blaurot am Oberkörper zu Schwarz verleihen dem Mann Präsenz und vermitteln einen Eindruck von Kühnheit und Stärke. Frühlings- und Winter-Männer (Seite 80 und 103) wirken in »ihrem« Rot ausgesprochen attraktiv.

● Royalblau hat eine ähnlich laute Wirkung wie die Rottöne, ist aber »konsumierbarer« als Rot, das heißt, die Akzeptanz von klaren Blautönen ist größer.

● Oliv, Blattgrün und Petrol sind – in Kombination mit einer anderen Farbe – außergewöhnlich und wirken geheimnisvoll und interessant.

● Violett mit Schwarz ist eine Kombination, die dem Mann eine gewisse Aura von Macht verleiht.

● Schwarz/Weiß-Kontraste, Grau mit Weiß oder Schwarz sehen einzig an Wintertypen (Seite 103) gut aus, dann allerdings gleich derart phantastisch, daß sie mit diesen Kombinationen leicht die »Gewinner« sein werden.

Image »Vermittlung von Seriosität«

Stilrichtungen

● Konventionelle Klassik
● Bequem-legerer Stil

Attribute

Zuverlässigkeit, Sorgfalt, Korrektheit, Umsicht, Kompetenz, Autorität, Verhandlungsstärke, Bedachtsamkeit, Beständigkeit und Ausgeglichenheit.

Wenn Sie Seriosität repräsentieren und gleichzeitig nicht bieder wirken wollen, ist dies ohne Zweifel mit einigen Anstrengungen verbunden – zumindest solange Ihnen dieses Image noch nicht in Fleisch und Blut übergegangen ist. Es beginnt damit, daß das Erscheinungsbild bis ins kleinste

!

Es gibt für jedes Image, das Sie verkörpern wollen, Farben, die das gewünschte Erscheinungsbild optimal vermitteln — ungeachtet dessen, ob darunter Idealfarben für Ihren Farbtyp sind. Manchmal müssen Sie sich sogar entscheiden, was Ihnen lieber ist: Zielgerichtet gekleidet zu sein — oder die Farbe zu tragen, die Ihnen am besten steht. Die im Text genannten Farben sind als allgemeine Empfehlungen zur Auswahl gemeint.

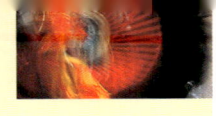

Detail stimmig sein muß. Wenn keine Störung eingebaut ist, wird der »erste Eindruck« zur Eintrittskarte für alle weiteren Schritte mit Geschäftspartnern, in eine gesellschaftliche Schicht oder berufliche Position.

Sie sollten auf jegliche Ausstrahlung von Macht, Stärke und Dominanz verzichten. Ihr Habitus sollte sich nicht nach außen wenden, sondern eher einen Schritt in den Hintergrund treten. Ihre Stimme muß ruhig und bestimmt sein, Ihre Meisterschaft aber könnte im Zuhören liegen.

Der Kleidungsstil ist oft streng an Konventionen orientiert, je nachdem, in welchem Berufszweig Sie tätig sind. Wenn Sie in beratender Funktion arbeiten, etwa als Versicherungs- und Vermögensberater, sollten Sie darauf achten, daß Sie farblich nicht »zu laut« in Erscheinung treten. Ihre Hauptaufgabe besteht in jedem Fall darin, mit Ihrem Image beim Kunden Vertrauen zu wecken.

Farben für Frauen

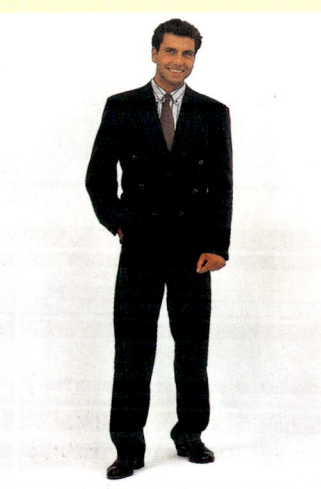

Gedeckte Farben, konventionelle Schnitte, eine sehr gepflegte Erscheinung, dazu eine gewisse Zurückhaltung — paßt das alles zusammen, wirken Sie ausgesprochen seriös.

● Dunkelblau, Grau und Schwarz mit weißer Bluse. Ein Kostüm in einer dieser Farben ist das Pendant zum konventionellen Anzug des Geschäftsmannes. Dunkelblau drückt Korrektheit und Kompetenz aus. Diese Farbe sagt über die Trägerin aus, daß man bei ihr kein Chaos zu befürchten hat. Alles hat seine Ordnung, man kann sich auf sie verlassen.

● Mint (zartes, gedecktes Blaugrün), das ideal kombinierbar ist mit sehr hellem, gedecktem Gelb, hellem Grau oder einem zarten Roséton. Es vermittelt kühle Verhandlungsstärke und Überlegenheit.

● Wollweiß erzeugt die Ausstrahlung gehobener Eleganz. Es ist eine ideale Farbe für weiche Materialien, wie Wolle, Angora, Crêpe de Chine, Kashmir, in fließenden Schnitten verarbeitet. Die Farbe ist ungeeignet für ein Kostüm, das dem Business-Outfit genügen soll.

● Kamelhaar und Mittel- bis Dunkelbraun transportieren besonders stark Bedachtsamkeit und Ausgeglichenheit. Brauntöne sind auch geeignet, eine zu starke Dominanz mancher Menschen abzuschwächen.

● Bordeaux und Dunkelgrün drücken ebenfalls Bedachtsamkeit und viel Ruhe aus. Speziell Bordeaux vermittelt obendrein bei Frauen noch eine gewisse Wärme.

Farben für Männer

● Dunkelblau, alle Grauvarianten sowie Schwarz mit weißem Hemd und konventioneller Krawatte ist ein »Muß« für ein seriöses Image. Wenn der Anzug feine Nadelstreifen hat, wird dieses Erscheinungsbild noch verstärkt.

● Mit Dunkelbraun gelingen dem Herbst-Farbtyp (Seite 87) seriöse Auftritte besonders gut, weil ihm alle Brauntöne phantastisch stehen. Allerdings darf er dazu kein weißes, sondern sollte ein cremefarbenes Hemd tragen. Alle anderen Farbtypen werden in dunkelbrauner Kleidung zu sehr in den Hintergrund gedrängt.

● Bordeaux als Jackettfarbe schafft einen sportlich eleganten Eindruck, besonders wenn der Blazer aus etwas dickerem Wollstoff oder Flanell ist. Achten Sie bei Bordeaux aber darauf, daß das Material nicht glänzt, weil damit leicht das Image eines Tanzkapellen-Musikers verbunden wird.

Image »Dezenz und Zurückhaltung«

Stilrichtungen

● Konventionelle Klassik
● Bequem-legerer Stil
● Sportlichkeit

Manchmal kann man sich in dezenter Kleidung richtig langweilig vorkommen. Dann tragen Sie einfach mehr Make-up auf oder verwenden »freche« Accessoires.

Attribute

Zurückhaltung, Bescheidenheit, Distanziertheit, Scheu, Demut, Anspruchslosigkeit, Passivität, Understatement, Zufriedenheit, Ruhe, Weisheit.

Wollen Sie eher dezent und zurückhaltend wirken, so ermöglichen Ihnen dies ein betont schlichter Stil und spezielle Farben. Wenn jemand »seine« Farben trägt, wird alle Aufmerksamkeit auf sein Gesicht gelenkt (Seite 68). Tragen Sie jedoch Farben, die Ihnen nicht besonders oder gar nicht stehen, dann bewirken diese, daß Ihre Persönlichkeit in den Hintergrund rückt – so einfach ist das.

Viele Frauen und Männer an der Seite von aktiven oder dominanten Partnern haben das Image der Zurückhaltung für sich gewählt. Verändern sie ihre Kleidungsfarben, zieht

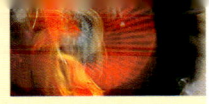

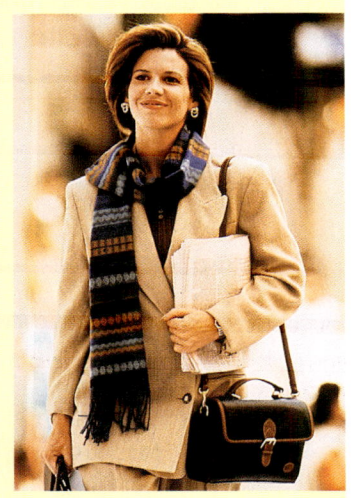

Neben einem schlichten Stil sind es vor allem die Farben, die Sie dezent erscheinen lassen. Beige und Blau kombiniert, reduziert den Frühlingstyp in seiner Ausstrahlung.

das meist eine Veränderung in der Beziehung nach sich. Das ist einer der Gründe, warum sich manche Menschen gegen eine Farbanalyse wehren. Ein Winter beispielsweise wirkt in Braun und Beige wie eine »graue Maus«. Trägt dieser Farbtyp dann »seine« klaren Farben, wie Blaurot, Pink, Magenta, Türkis, Royalblau und obendrein noch im Kontrast kombiniert, verwandelt er sich zum »Glanzlicht«. Das ist nicht immer willkommen.

Farben für Frauen und Männer

Die folgenden Tips gelten für Männer und Frauen gleichermaßen, geschäftlich wie privat. Es geht um die Kleidung am Oberkörper, die für den Eindruck entscheidend ist:

● Innerhalb der Paletten der sechs Farbtypen (Seite 65) gibt es einige »Unauffälligkeits«-Farben. Das sind Farben, die »ganz nett« an einer Person aussehen, sie aber nicht besonders stark herausbringen. Diese Farben gehören dennoch in die Palette und sind nötig, wenn sich jemand in seiner Erscheinung einmal etwas zurücknehmen will.

Frühling: Beige, sehr helles Apricot.
Sommer: helles Grau und Schlammtöne.
Herbst: Mittelbeige.
Winter: Eisfarben (sehr helle, fast weiße Töne, wie Hellrosa, Hellblau, Hellflieder, Hellgelb), Grau, Dunkelblau.

● »Anti-Farben« sind diejenigen, die dem jeweiligen Farbtyp überhaupt nicht stehen. Die Person wird darin schlichtweg reduziert wahrgenommen.

Frühling: Besonders Grau, alle dunklen Brauntöne, Dunkelblau, Schneeweiß und Schwarz, darüber hinaus alle »kalten« Farben.
Sommer: Besonders warme Hell- bis Mittelbrauntöne, darüber hinaus alle leuchtenden Farben mit gelbem Unterton.
Herbst: Besonders Schneeweiß, Wollweiß, helles Beige, alle Grauvarianten, darüber hinaus alle hellen, leuchtenden und »kalten« Farben.
Winter: Besonders Beige und Braun, darüber hinaus gedeckte Töne wie die aus der Sommerpalette (Seite 96).

Image »Sexuelle Präsenz«

Stilrichtungen

- Provokanz
- Nonkonformistische Klassik
- Androgyner Stil

Attribute

Lust, Reiz, Verlockung, Körperbewußtheit, Verführungs-
kunst, Freizügigkeit, Ungebundenheit, Fraulichkeit/Männ-
lichkeit, Attraktivität, manchmal auch Extrovertiertheit.

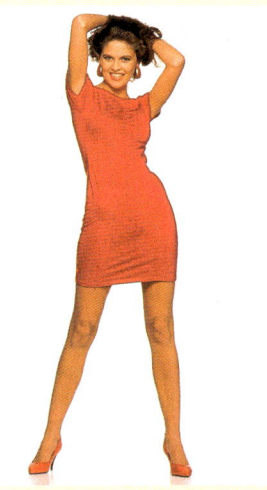

Sexuelle Präsenz ist etwas anderes als eine starke erotische
Ausstrahlung, die nicht unbedingt von bestimmten Kleidungsfarben und -stilen abhängig ist; sexuelle Präsenz allerdings ist das wohl. Sie wird weit schneller wahrgenommen
als die oft subtil wirkende Erotik und kann deshalb als
»Bote« der erotischen Ausstrahlung fungieren. Zum Beispiel
schafft ein rotes Kleid allein keine erotische Ausstrahlung,
kann aber den Eindruck einer »Femme Fatale« wecken und
damit eine starke sexuelle Präsenz.

Im Privatbereich, besonders auf Parties oder in der Disco,
wird sexuelle Präsenz manchmal sehr offen eingesetzt.
Dort fallen die Hüllen, um zu reizen. Strandpromenaden
und Nachtbars sind ebenfalls Orte, die geeignet scheinen,
besonders »sexy« auszusehen.

Im Berufsleben ist es meist ratsam, auf dieses Image zu
verzichten. Wenn Sie dort dennoch »sexy« wirken wollen,
sollte zumindest der vielgerühmte Spruch »Weniger ist
mehr« als goldene Regel gelten.

Der ideale Stil für das Image der sexuellen Präsenz ist nicht
zwangsläufig die Provokanz. Gerade ein besonders kühles
oder androgynes Styling kann unter Umständen wesentlich
erotischer wirken. Denken Sie nur mal an Marlene Dietrich
oder David Bowie.

**Figurbetont, kurz und rot –
»klassische« Attribute für ein
sexy Outfit. Gut proportio-
niert sollten Sie allerdings
dafür sein, nicht aber unbedingt dünn – denken Sie an
Marilyn Monroe.**

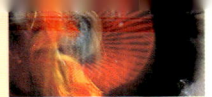

Farben für Frauen

● Allen voran Schwarz, was an nahezu jeder Figur einen gewissen Sex-Appeal vermittelt,

● gefolgt von den Rotvarianten Tomatenrot, Primärrot, Blaurot.

● Orange ist für dieses Image nur bei Frühlingstypen (Seite 80) geeignet. An anderen Farbtypen wirkt die Farbe aufdringlich.

● Violett und Pink, besonders wenn sie mit Schwarz kombiniert werden.

Farben für Männer

● Ebenfalls Schwarz sowie dunkles Grau bis Anthrazit.

● Klares Blaugrün wirkt sehr attraktiv an Männern,

● ebenso klares und dunkles Violett.

● In den Rottönen wie Primärrot, Blaurot, Tomatenrot wird Attraktivität nur dann erreicht, wenn es zum Farbtyp paßt. Primärrot und Tomatenrot stehen dem Frühling (Seite 80), Blaurot und Primärrot dem Winter (Seite 103).

Jedes Imagebild wird mit der einen Farbe besser, mit der anderen weniger gut ausgestrahlt: optimal, wenn Sie mit Ihren Lieblingsfarben genau das Bild von sich »malen«, daß Ihnen am liebsten ist.

Anmerkungen zur Tabelle »Image und Farbtyp«

Die Tabelle auf der folgenden Seite gibt Ihnen eine Übersicht darüber, welche Farbtöne Ihrer Farbtyp-Palette für Ihre Absicht geeignet sind. Mehr über die Farbtypen finden Sie auf den nächsten Seiten.

Ein Hinweis zum **Sommertyp:** Die mit ** gekennzeichneten Images lassen sich mit seiner Farbpalette nicht optimal ausdrücken. Da die Sommerfarben sehr zart und gedeckt sind, eignen sie sich nur bedingt für den expressiven Ausdruck der »Superfrau« und des »Supermanns«. Für das Erscheinungsbild »sexueller Präsenz« sollten Sommertypen mit »Energie«-Farben wie Rot, Orange und Grün kombinieren. Die Farben des Sommers drücken weit eher Eleganz und Feinfühligkeit aus. Weitere Tips ab Seite 95.

Image und Farbtyp						
	Frühling	**Herbst**	**F/H-Misch-typ**	**Sommer**	**Winter**	**S/W-Misch-typ**
»Super-frau«	Tomatenrot, Orange	Koralle	Koralle	Grau mit Wollweiß ** (Seite 62)	Violett, Pink, Blaurot/-grün, Royalblau, Schwarz, Weiß	Dunkles Blaurot, Dunkel-violett
»Super-mann«	Tomatenrot, Koralle, (Orange)	Oliv, Petrol	Koralle, Blattgrün	Grau mit Wollweiß u. Anthrazit **	Violett, Blaurot/-grün, Royalblau, Schwarz, Weiß	Dunkles Blaurot, Dunkel-violett
Vermitt-lung von Seriosität	Kamelhaar	Dunkel-grün, Braun	Kamelhaar	Dunkelblau, Taubenblau, Mint, Grau, Bordeaux, Wollweiß	Dunkelblau, Indigo, Dunkelgrau, Bordeaux	Dunkelblau, Grau, Bordeaux, Wollweiß
Dezenz, Zurück-haltung	Beige, helles Apricot	Beige	Beige	Grau, Schlamm-töne	Eisfarben, Grau, Dunkelblau	Grau
Anti-Farben (alle Farben der anderen Farbtypen, insbeson-dere aber:)	Grau, alle dunk-len Farben, Schwarz, Weiß	Weiß, Hellbeige, alle Grau-töne	Weiß, Dunkel-braun, Dunkelgrün, Grau	Warme Brauntöne, gelbgrun-dige, leuchtende Farben	Beige, Braun	Beige, stark gepu-derte Farben
Sexuelle Präsenz	Tomatenrot, Primärrot, Orange	Gold, Oliv, Rehbraun, Orange	tiefes Rot, Rehbraun, Orange	**	Blaurot/-grün, Royalblau, Schwarz	Dunkles Blaurot u. Violett

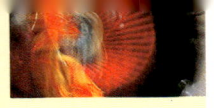

Die Farbtyp-Bestimmung

Auch wenn Sie sich ungern in »Schubladen« stecken lassen – es ist tatsächlich möglich, die gesamte Menschheit in sechs Farbtypen einzuteilen. Wie und wieso, das erfahren Sie nun. Eines mag Sie übrigens trösten: Farbtypen haben nichts mit Charaktertypen zu tun, obwohl sich dieser Irrtum hartnäckig hält.

Der Teint gibt den Ton an

Sicher haben Sie schon bei sich oder anderen bemerkt, daß Sie in manchen Farben blaß oder krank, in anderen wie das »blühende Leben« aussehen. Und das hat nichts damit zu tun, wie Sie sich gerade fühlen, sondern nur mit Ihrem speziellen Hautton und den Farben, die zu ihm passen. Unter der weißen Bevölkerung können wir einige sehr unterschiedliche Hauttypen finden. Die einen sind ausgesprochen blaß und sonnenempfindlich, andere werden schon braun, wenn sie nur mit offenem Autofenster fahren. Viele Rothaarige scheinen überhaupt nicht braun zu werden, von blonden Menschen kennt man beides: Blässe mit Sonnenempfindlichkeit oder einen goldfarbenen Teint.
Die Teintfarbe ist von drei Stoffen abhängig, die im Blut unterschiedlich verteilt sind: Melanin, Hämoglobin und Karotin. Die Mischung dieser Komponenten ist nicht beeinflußbar, sondern genetisch festgelegt. Ebenso, wann wir ergrauen und wie unsere Haut bräunt. Jeder Mensch bräunt gemäß dem Mengenverhältnis der drei Stoffe im Blut.
Die Hauttypen lassen sich in zwei große Gruppen einteilen, denn die natürliche Farbe unserer Haut hat entweder einen etwas gelblichen Ton oder wirkt leicht bläulich oder rosa.
Das ist das erste Kriterium bei der Farbtyp-Bestimmung: Menschen mit gelblichem Hautton stehen die gelbgrundigen, »warmen« Farben am besten, denen mit zartrosa und bläulichem Hautton die blaugrundigen »kalten« (Seite 35).
Je nach Augen- und Haarfarbe kann man die »warmen« und »kalten« Typen noch weiter spezifizieren.

Das sind die Kriterien für eine Farbtyp-Bestimmung: Hautfarbe; natürliche Haarfarbe, Zeitpunkt des Ergrauens, Farbnuance der grauen Haare; Sonnenempfindlichkeit der Haut, Teintfarbe nach einem Sonnenbad; Augenfarbe.

So unterschiedlich wie die Jahreszeiten

Die Unterschiede in Teint-, Augen- und Haarfarbe erlauben eine Gliederung in vier Hauptgruppen, denen bestimmte Farben besonders gut stehen. Weil es vier sind, liegt für sie die Verwendung der Bezeichnungen der vier Jahreszeiten nahe. Man könnte sie ebensogut A, B, C und D oder Bube, Dame, König, As nennen oder so ähnlich. Sicher stimmen Sie mir zu, daß die Namen der Jahreszeiten viel netter klingen, wenngleich die Assoziationen zu ihnen hierzulande etwas andere sind als in Kalifornien, dem Ursprungsland der Farbtyp-Bestimmung. Hier wie dort entsprechen die Farben der Frühlingstypen dem Frühling in der Natur: dem frischen Knospengrün, dem Gelb der Narzissen, dem Rot der Tulpen. Die Herbst-Farben finden wir ebenfalls in der Natur wieder, wenn sich im Herbst die Wälder bunt färben. Die Sommer-Farben entsprechen dem kalifornischen Bild des Sommers, wo das Gras verbrannt ist und die Menschen sich am Strand inmitten der Sommer-Farben tummeln: im Dünensand, mit den Pastellfarben der Muscheln und den vielen Blautönen des Meerwassers. Einzig der Winter findet mit seiner Farbenpracht weder hier noch dort in der Natur seine Entsprechung. Aber gerade die Winterlandschaft – trist oder weiß – bildet einen idealen Hintergrund für die kräftigen Farben des Wintertyps.

Die Anfänge der Farbberatung

Entdeckung der Farbharmonien

Der Kunstprofessor Johannes Itten, der in den 20er Jahren am Bauhaus lehrte, stellte bei seinen Studenten sogar einen Zusammenhang zwischen deren Haut- und Haarfarbe und ihrer Farbwahl beim Malen fest.

Er ging von Goethes Theorie aus, daß es für jeden Menschen harmonische und disharmonische Farben gibt, und ließ seine Studenten Farben kombinieren, die sie für harmonisch hielten. Die Farbarrangements sollten sich nicht nach allgemeinen theoretischen Grundsätzen richten, sondern jeder konnte seine eigenen individuellen Harmonievorstellungen realisieren. Die unterschiedlichen Ergebnisse konnten in drei Gruppen zusammengefaßt werden:

»Einen Schüler zum Finden seiner subjektiven Formen und Farben führen, heißt, ihn zu sich selbst zu führen.«
Johannes Itten

65

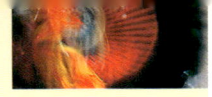

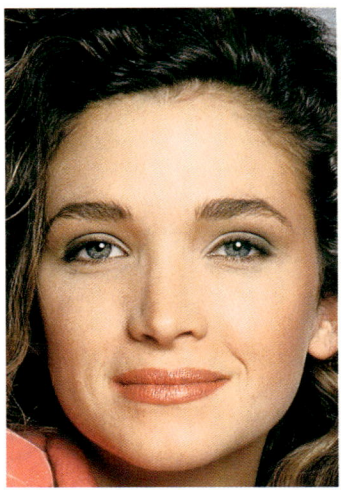 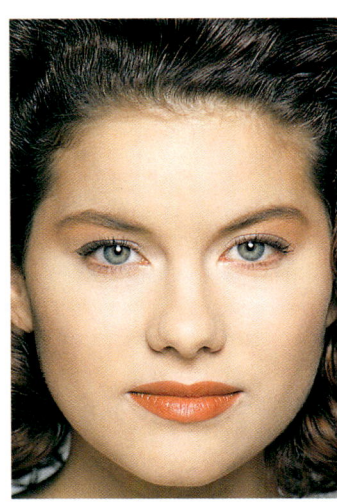

Dem Frühlingstyp (links) und Herbsttyp (rechts) stehen »warme«, gelbgrundige Farben am besten.

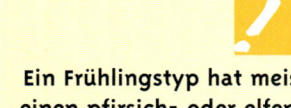

Ein Frühlingstyp hat meist einen pfirsich- oder elfenbeinfarbenen Teint. Die Haarfarben reichen von Gelbblond bis Aschblond, von rötlich über Hell- bis Dunkelbraun. Der Herbsttyp hat oft – aber nicht immer – Sommersprossen und teilweise kupferrotes oder honigblondes, aber auch dunkelbraunes Haar.

● Die erste Gruppe kombinierte klare, kräftige Farben im Kontrast miteinander und arbeitete viel mit Schwarz.
● Die zweite Gruppe wählte vorwiegend Natur- und Erdtöne.
● Die dritte Gruppe kombinierte Pastellfarben mit hellen gelbgrundigen Farben.

Das Erstaunliche an diesem Experiment war, daß die Personen der ersten Gruppe so aussahen, als würden ihnen die klaren Farben, die sie gewählt hatten, mitsamt Schwarz und Weiß auch gut stehen; sie waren fast alle dunkelhaarig. In der zweiten Gruppe fanden sich Rothaarige und andere mit honiggoldenem Glanz im Haar, zu denen die Erdfarben, die sie gewählt hatten, gut paßten. Bei der dritten Gruppe war deutlich, daß diesen vornehmlich helle Farben standen, was ebenfalls den Farbharmonien entsprach, die sie für sich zusammengestellt hatten; unter den hellen Tönen waren teilweise kühle und teilweise gelbgrundige Farben miteinander kombiniert.

Itten konnte nach einiger Zeit aufgrund der Bilder, die ihm gezeigt wurden, genau sagen, welcher seiner Studenten das Bild gemalt hatte. Dies war ihm durch das Hautkolorit und die Haarfarbe der Personen möglich.

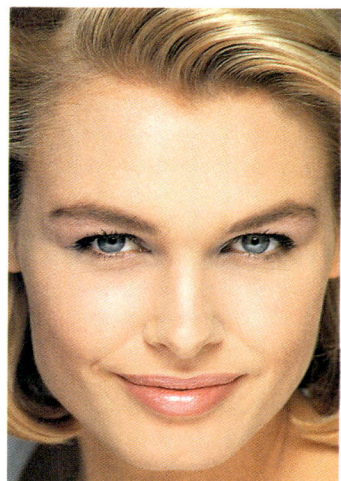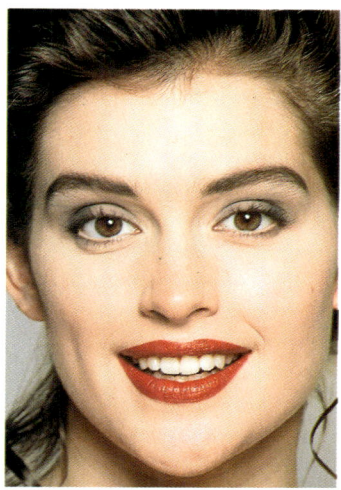

Für Sommertyp (links) und Wintertyp (rechts) sind die »kalten«, blaugrundigen Farben optimal.

»Schockfarben« à la Hollywood

Bereits in den 30er Jahren begannen Stylisten in den USA, die Kleidungsfarben harmonisch auf die Haar- und Hautfarbe einiger Hollywood-Stars abzustimmen. In Europa erlangte die Farbtyp-Bestimmung erst in den 80er Jahren einen gewissen Grad an Bekanntheit.

Die landläufige Meinung, daß Amerikaner keinen Stil hätten und sich kunterbunt anziehen würden, rührt zum Teil noch daher, daß sich amerikanische Touristen vor einigen Jahren in Farben zeigten, die hierzulande zu dieser Zeit schlichtweg für unmöglich gehalten wurden. Ältere Damen in Pink oder Apricot, Männer in hellblauen Anzügen, Kombinationen von Royalblau mit Smaragdgrün oder Rot mit Violett galten für uns als äußerste Geschmacklosigkeit. Dabei waren diese Menschen oftmals einfach nur entsprechend ihrem Farbtyp gekleidet und sahen darin eigentlich gut aus.

Mittlerweile haben Farben auch hierzulande in den Kleiderschränken Einlaß gefunden. Sogar Herrenanzüge in gedeckten Rosétönen, Apricot und Hellgrün entlocken nur noch wenigen schockartige Reaktionen.

Der Sommertyp hat oft eine sehr zarte Haut. Die Haarfarbe ist meist ein Aschton, silberblond oder dunkelbraun. Der Wintertyp fällt auf durch seine südländische Ausstrahlung. Sein Haar ist meist dunkelbraun bis schwarz, und er ergraut sehr früh.

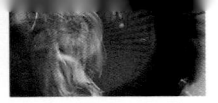
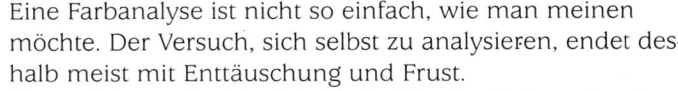

Die Wirkung der Idealfarben

Wer »seine« Farben trägt, fällt angenehm auf:
● Man sieht gesünder, vitaler und jünger aus.
● Die Haut wirkt frischer und besser durchblutet.
● Die Augen haben einen lebhafteren Ausdruck.
● Man wirkt kraftvoller und authentischer.
● Die Ausstrahlung verstärkt sich.
● Die Aufmerksamkeit wird von der Kleidung aufs Gesicht gelenkt.
● An eine Person, die ihre Farben trägt, erinnert man sich leichter.
● Man merkt der Person an, daß sie sich mit ihrem Erscheinungsbild nicht versteckt.

Test: Welche sind »meine« Farben?

Eine Farbanalyse ist nicht so einfach, wie man meinen möchte. Der Versuch, sich selbst zu analysieren, endet deshalb meist mit Enttäuschung und Frust.

Eine erfahrene Fachkraft braucht für eine Farbtyp-Bestimmung mindestens 30 ausgewählte Testfarben und eine spezielle Beleuchtung; falsche Beleuchtung verändert jede Farbe in die kühle oder warme Richtung.

Wie schwierig eine Farbanalyse ist, habe ich selbst erfahren. Man analysierte mich nämlich zum »Sommer«, weil ich gern einer sein wollte und mich im Spiegel auch so wahrnahm. Meine Vorliebe hatte mir den objektiven Blick für mich selbst versperrt. In Wirklichkeit bin ich ein Frühlingstyp.

Wenn man sich selbst analysiert, fehlt vor allem der objektive, vorurteilsfreie Blick. Gefallen Ihnen die Farben eines bestimmten Farbtyps, werden Sie sich nur allzu gern zu diesem Farbtyp analysieren, ob Sie es sind oder nicht. Deshalb empfehle ich Ihnen keine Selbstanalyse. Ich möchte Sie jetzt aber zu einer besonderen Art von »Farb-Erleben« einladen. Sie brauchen dazu etwas Lust am Experimentieren, etwas Zeit und unter Umständen auch ein kleines finanzielles Budget.

Gewissensfragen

Schauen Sie zunächst einmal in Ihren Kleiderschrank, um zu prüfen, welche der vier Farbgruppen – Frühling, Sommer, Herbst und Winter – in Ihrer Garderobe repräsentiert sind. Dann versuchen Sie, egal was Sie bis jetzt über die Farbtypen wissen, folgende Fragen zu beantworten:
● Welches sind Ihre Lieblingsfarben für die Kleidung?

● Welche Farben lehnen Sie in der Kleidung ab?
● Welche Farben werden von Ihrer Umwelt (Partner, Kollegen, Familie) abgelehnt?
● Welcher Farbtyp – wenn Sie schon etwas mehr darüber wissen – würden Sie gerne sein?
● Was bedeutet dieser für Sie?

Die Beantwortung dieser fünf Fragen offenbart einen Teil der »Hintergedanken«, die Sie bei einer Selbstanalyse in eine bestimmte Richtung lenken könnten. Der Farbtyp, der man gerne sein würde, wird geprägt durch die Lieblingsfarben und diejenigen, die abgelehnt werden.
Man ist aber keineswegs immer der Farbtyp, dessen Farben man am liebsten trägt!

Abenteuer Farbe

Hätten Sie Lust zu erfahren, wie es sich »anfühlt«, ein Frühling, Sommer, Herbst oder Winter zu sein? Sie können den Test machen, ob Sie bereits analysiert sind oder nicht. Es ist eine Art Selbsterfahrung, bei der Sie Unbekanntes in sich selbst kennenlernen können.
Lassen Sie sich darauf ein, auch die Farben zu tragen, von denen Sie zu wissen glauben, daß sie Ihnen nicht stehen.
Tragen Sie für eine gewisse Zeit (einen Tag oder eine Woche) die Hauptfarben des jeweiligen Farbtyps.
Sie brauchen dazu Kleidungsstücke oder Tücher in einer oder allen der folgenden Farben:

Das sind die Farben der vier Haupt-Farbtypen: Dem Frühlingstyp stehen warme, gelbgrundige, helle Farben sehr gut. Der Herbsttyp sieht in dunklen, warmen Erdtönen wunderbar aus. Der Sommer kommt in gedeckten, hellen, kühlen Pastellfarben optimal zur Geltung. Und der Winter wirkt in kräftigen, klaren, blaugrundigen Farben am besten.

Die Testfarben	
Frühling	Helles Mai- oder Apfelgrün; leuchtendes Orange; Apricot, Pfirsich oder Hummer.
Herbst	Braun; Oliv; Weinrot.
Sommer	Gedecktes Rosé; Hellblau; Mittelgrau.
Winter	Kräftiges Pink oder Magenta; Royalblau (leuchtendes Mittelblau); Violett.

Vielleicht besitzen Sie das eine oder andere Oberteil in diesen Farben. Erfahrungsgemäß sind in den meisten Schränken die Farben aller Farbtypen vertreten. Fragen Sie auch Freunde und Bekannte, ob Sie sich etwas bei ihnen ausleihen können. Oder machen Sie das Experiment gemeinsam, und tauschen Sie, wenn es möglich ist, untereinander die Garderobe aus.

Sie können auch in der Stoffabteilung eines Kaufhauses ein quadratisches Stück Stoff von 140 x 140 cm kaufen. Wenn Sie es einmal diagonal falten, haben Sie ein Tuch, das von seiner Größe her geeignet ist, genügend Farbe in Ihr Gesicht zu reflektieren.

Tragen Sie jeweils möglichst die Farben eines Farbtyps zusammen. Schreiben Sie Ihre Erfahrungen ruhig nieder.

Wie geht es Ihnen damit?

● Wie sehen Sie in den Farben eines Farbtyps aus? Wirken Sie darin gesund, vital, frisch und kraftvoll? Bilden die Farben eine Harmonie mit Ihrer Hautfarbe?

● Wie fühlen Sie sich in den Farben? Fühlen Sie sich wohl und mit sich selbst identisch? Haben Sie mit bestimmten Farben das Gefühl, eine Mauer um sich gezogen zu haben?

● Welche unterschiedlichen Persönlichkeiten repräsentieren Sie darin? Wirken Sie voller »Power« und selbstbewußt? Ist es möglicherweise einmal das Bild der/des Braven, ein anderes Mal das der Coolness?

● Wie reagiert Ihre Umwelt (Partner, Kollegen, Familie) auf die einzelnen Erscheinungsbilder? Auf welchen der Farbtypen erfahren Sie die stärksten positiven Reaktionen?

● Konnten Sie vielleicht feststellen, daß Sie in den Farben des einen Farbtyps besser aussahen, aber die Resonanz Ihrer Umwelt auf sie negativ war?

● Wirkten Sie in einer Farbpalette selbstbewußt oder seriös, aber die Farben standen Ihnen nicht?

● Fühlten Sie sich in manchen Farben wohl, bei denen Sie das vorher niemals für möglich gehalten hätten?

● Welche anderen neuen Erfahrungen hat Ihnen dieses Experiment gebracht?

Durch diesen »Farb-Test« können Sie intensive Erfahrungen mit den Farben aller Farbtypen machen. Ihr Bewußtsein für Farben und deren Wirkung wird geschult. Wenn Sie nun in eine Farbberatung gehen, werden Sie das kritischer und selbstbewußter tun. Denken Sie nur an die unterschiedliche Qualität eines Verkaufsgesprächs, wenn Sie sich völlig »ahnungslos« oder mit Fachkenntnis für beispielsweise eine Stereoanlage interessieren.

Farbpalette – individuell

Vielleicht konnten Sie feststellen, daß Farben mehr bewirken, als Sie bislang für möglich hielten. Jetzt haben Sie die Erfahrung gemacht, wie es sich anfühlt und wie Ihre Umwelt darauf reagiert, wenn Sie ein Frühling, Sommer, Herbst oder Winter wären. Manche der Farben sind möglicherweise für Ihr Image oder Ihr Wohlbefinden die richtigen, sie stehen Ihnen aber nicht besonders und umgekehrt. Sie wissen, in welchen Farben Sie sich am wohlsten fühlen, und haben vielleicht Lust auf ganz neue Farben bekommen. Auf Grund dieser Erfahrung können Sie sich nun Ihre ganz persönliche Kleiderfarben-Palette zusammenstellen. Wenn Sie allerdings »Ihren« Farbtyp wirklich sicher wissen wollen, sollten Sie zu einer professionellen Farbberaterin gehen (Adressen Seite 153).

Perfekt typgerecht

Wenn Sie erfahren, welcher Farbtyp Sie sind, heißt das nicht, daß Sie von nun an Ihre Lieblingsfarben nicht mehr tragen dürfen. Es geht vielmehr darum, die »Farbfamilie« zu berücksichtigen, die eine harmonische Einheit mit der natürlichen Haarfarbe und dem natürlichen Teint – ob gebräunt oder nicht – bildet. Zu einer Farbfamilie gehören Farbgruppen, die untereinander etwas Gleiches haben, wie beispielsweise den gleichen Unterton. Die Farbfamilie des Frühlingstyps ist gekennzeichnet durch ihren Gelbgehalt und dadurch, daß alle Farben dieser Gruppe leuchtend hell sind. Die Farbfamilie des Sommers hat gedeckte Pastellfarben, die des Hersttyps warme, dunkle Erdtöne und die des Winters klare, kräftige Farben.

Die richtige Haarfarbe

... ist sehr wichtig. Ich kenne von mir selbst Verwandlungen, die allein durch eine falsche Haarfarbe so extrem waren, daß mich nicht einmal Freunde auf den ersten Blick wiedererkannten. Abgesehen davon, daß wir mit den falschen Farben blaß und unattraktiv aussehen, verändert die Haarfarbe grundsätzlich die ganze Ausstrahlung, denn blonde Menschen wirken allein über ihre Haarfarbe anders als Schwarzhaarige und diese wieder anders als Rothaarige.

Wenn Sie sich jahrelang ausschließlich in den Farben Ihres Farbtyps kleiden, entgeht Ihnen der farbliche Einfluß anderer Farben, die Sie vielleicht für Ihr Wohlbefinden brauchen oder in denen Sie einmal ein anderes Image ausprobieren könnten.

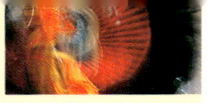

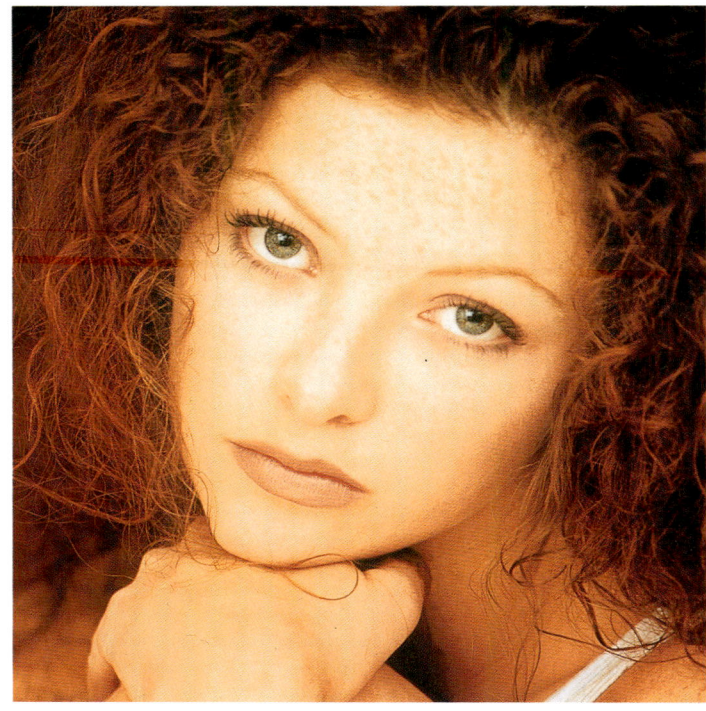

Haarton und Teintfarbe sollten harmonisch zusammenklingen.

Jeder ist ein bestimmter Farbtyp auf Lebenszeit. Auch wenn die Haare grau werden, so bleibt dieser Grauton doch innerhalb der Farbfamilie einer »Jahreszeit«. Lesen Sie dazu auch die Tips für alle Farbtypen ab Seite 80.

Wir sollten – wollen wir uns eine harmonische Ausstrahlung erhalten – bei jeder Färbung in der Farbfamilie der angeborenen Haarfarbe bleiben.

Das bedeutet beispielsweise, daß Menschen mit warmen, goldenen Nuancen im Haar Farbveränderungen mit Goldtönen und Karottenrot vornehmen können; zu aschblondem Haar paßt eine Färbung in Silber, Kirschrot oder Tizian gut. Mehr dazu finden Sie bei der Beschreibung der Farbtypen ab Seite 77.

Das passende Make-up

Das gleiche gilt für das Kolorit der Haut. Viele Frauen haben bereits Erfahrungen mit falschen Make-up-Grundierungen gemacht. Man sieht dann entweder gelbsüchtig aus, oder die Haut hat einen entzündlich wirkenden Rosaton.

Selbstbräuner geben der Haut meist einen starken Gelb-
ton, mit dem man, wenn das natürliche Kolorit der Haut
nicht ebenfalls gelbgrundig ist, krank aussieht. Die künstli-
che Hautfärbung muß also zum natürlichen Teint passen.

Der Kleiderkauf

Die richtigen Kleiderfarben zu finden, ist nicht einfach.
Das wichtigste ist sicher, unterscheiden zu können, ob
eine Farbe warm oder kalt ist (Seite 35), ob sie leuchtend,
gedeckt oder pudrig wirkt. Das aber ist im Kaufhaus bei
Neon-Beleuchtung oft schier unmöglich.

Sehr hilfreich kann da ein sogenannter »Farbenpaß« sein,
den man nach einer professionellen Farbberatung von der
Beraterin beziehungsweise dem Berater bekommt. Der Farbenpaß ist eine Zusammenstellung von zumeist 30 bis 60
Farben, die einen Überblick über die Idealfarben eines Typs
geben. Der Paß dient beim Einkauf als Orientierung: Es
geht darum zu erkennen, ob sich die Farbe des ausgewählten Kleidungsstücks mit den Farben der Palette in einer
Farbfamilie befindet.

Allerdings ist der Farbenpaß für das Ladenpersonal mittlerweile zum roten Tuch geworden. Viele farbanalysierte Kunden drängen nämlich darauf, exakt und ausschließlich die
Farbe kaufen zu wollen, die in ihrer Farbpalette abgebildet
ist. Dies ist aber ein Mißverständnis, weil sich für jeden
Farbtyp mindestens dreimal mehr Zwischentöne ergeben.
Der Farbenpaß kann nur die Richtung weisen.

Farbtypsortierte Kollektionen sind leider noch immer eine
Seltenheit, was leicht erklärbar ist. Wer seinen Farbtyp
kennt, weiß, welche Farben ihm stehen und wird damit
zum bewußteren Kunden, dem nichts mehr so leicht auf-
zuschwatzen ist. Den Geschäftsinhabern stehen allerdings
für ihren Einkauf nur die Farben zur Verfügung, die Desi-
gner und Textilindustrie bereitstellen. Da Mode nur dann
gut verkauft wird, wenn sie modern, das heißt »neu« ist,
müssen Stile und Farben der neuen Kollektionen perma-
nent verändert werden. Je radikaler dies geschieht und von
den Konsumenten angenommen wird, desto umsatzstärker
ist das Geschäft. Bei diesem Trenddogma können farbtyp-
bewußte Kunden zu unbequemen Zeitgenossen werden.

**Wollen Sie Ihren Kleidungs-
stücken einen gelben Unterton geben, empfehle ich, alle
geeigneten Teile zusammen
mit gelbem Färbemittel in der
Waschmaschine zu waschen.
Meist erhält jedes Stück eine
andere Farbnuance, alle aber
einen warmen Unterton. Verwenden Sie jedoch nur helle
Kleidung. Um ein warmes
Sonnengelb zu erreichen,
brauchen Sie zwei Teile Gelb
und einen Teil Orange.
Einen kalten, bläulichen
Unterton zu erreichen, ist
wesentlich schwieriger;
wagen Sie sich besser nicht
an ein solches Experiment.**

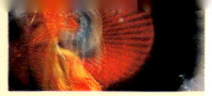

Ihnen steht mehr, als Sie glauben: Grenzfarben

Für jeden Farbtyp gibt es Farben, die mit denen eines anderen Farbtyps identisch sind. So finden wir zum Beispiel einige Grün-, Braun- oder Orangetöne sowohl in der Frühlings- als auch in der Herbst-Palette, Bordeaux in der Sommer- sowie Herbst-Palette und noch einige Überschneidungen mehr.

Die Grenzen zwischen den Farbtypen sind zwar abgesteckt, gehen aber mitunter fließend ineinander über. Zum anderen gibt es für jeden Farbtyp Ausnahmefarben, die sich an der Grenze des Grundcharakters seiner Farben befinden. Wir nennen sie deshalb Grenzfarben. Welche diese sind, erfahren Sie unter den Beschreibungen der einzelnen Farben für die Farbtypen (ab Seite 80).

Der fünfte und sechste Typ: die Mischtypen

Meine Erfahrung hat gezeigt, daß es Mischtypen gibt, die mit den Farben, die ihnen stehen, genau zwischen zwei Farbtypen liegen. Bei der Vorstellung, daß die ganze Menschheit in vier Farbtypen einzuordnen sei, wäre so mancher gerne ein Mischtyp, denn sie sind recht selten. Es gibt sie ausschließlich zwischen entweder den beiden »warmen« Farbtypen (Frühling/Herbst) oder den beiden »kalten« (Sommer/Winter).

Herauszufinden, ob jemand ein Mischtyp ist, ist sehr schwierig: Um ihn eindeutig bestimmen zu können, brauchen wir ungefähr 50 farbige Tücher!

Charakterologie der Farbtypen ...

Daß ein Farbtyp auch gleichzeitig den ihm entsprechenden Charakter haben soll, ist ein Irrtum. Wir sind alle in erster Linie Individuen mit eigenen Lebensinhalten, eigenen Erfahrungen und Vorstellungen. Niemand hat festgelegte charakterliche Züge, nur weil er ein bestimmter Farbtyp ist.

Styling – ganz individuell

Jede analysierte Person macht aus ihrem Farbtyp etwas Individuelles, denn sie gestaltet ihre Erscheinung ja entsprechend ihrer eigenen Persönlichkeit. Sie setzt ihre persönlichen Stilmittel und diejenigen Farben ihrer Palette ein, auf

Mischtypen brauchen einen separaten Farbenpaß. Wenn sich ihre Farben auch aus einer Mischung zwischen den Farben von zwei Farbtypen ergeben, so sind gerade bei ihnen die Nuancierungen sehr entscheidend.

die sie gerade Lust hat oder die das gewünschte Image schaffen – denn diese Möglichkeit bietet jede Palette.

● Der Frühlingstyp beispielsweise kann ebenso konservativ wirken wie avantgardistisch: In Beigetönen, Kamelhaarbraun und hellem Apricot erscheint er durchaus dezent, in leuchtendem Apfelgrün zusammen mit Orange und Tomatenrot aber herausfordernd und möglicherweise »flippig«.

● Der Herbsttyp kann in seinen Erdtönen sehr naturhaft und voller Wärme erscheinen. Werden die Herbstfarben im Tigermuster getragen, wirken sie sexy und provokant.

● Sogar der Sommertyp hat innerhalb seiner Farbpalette viele Möglichkeiten, nicht unbedingt zart oder feenhaft auszusehen. Derbe Stoffe, grober Strick, freche Schnitte hinterlassen nicht unbedingt einen feminin-zarten Eindruck, wenn die Farben auch noch so pastellig sind.

● Der Wintertyp wirkt in seinen Farben zwar sehr schnell dramatisch und voller Power, aber auch er kann, wenn er seine Eisfarben (Seite 105) trägt oder Dunkelblau, Weinrot und Grau, durchaus Zurückhaltung, sogar Scheu zeigen.

Farbtyp heißt nicht Farbzwang!

Für viele Menschen stehen die einzelnen Farbpaletten für ein bestimmtes Image. Die Palette des Frühlings steht für Frechheit, Lebendigkeit, Jugendlichkeit, die des Sommers für Zartheit und Eleganz, die Farben des Herbsttypen für Naturhaftigkeit und die des Winters für Stärke, Karriere, Attraktivität.

Wenn jemand mit den Farben einer Palette Aussagen verbindet, in denen er selbst gerne wahrgenommen werden möchte, will er verständlicherweise diese Farben tragen und am liebsten dieser Farbtyp sein.

Den Farbtyp können Sie sich nicht aussuchen, wohl aber entscheiden, was Ihnen wichtiger ist: Die Farben zu tragen, in denen Sie sich am ehesten ausdrücken beziehungsweise die für Ihre Absicht zielgerichtet sind – oder die Farben, in denen Sie am besten aussehen.

Der Kompromiß: Sie tragen die Farben, nach denen Ihnen der Sinn steht, und kombinieren dazu passende Tücher beziehungsweise Krawatten und Hemden in Ihren typgerechten Farben, die Ihrem Gesicht schmeicheln.

**»Sie sind der Künstler, der die Stoffe und Farbtöne nach Belieben mischen kann; gebrauchen Sie Ihren Körper als Palette, um selbst das Kunstwerk zu sein.«
Werbetext einer Modefirma**

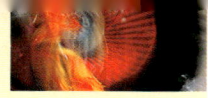

Farbberatung ganzheitlich

So bunt, wie die Farben uns die Welt präsentieren, so umfangreich sollte auch eine richtige Farbberatung sein.

Den eigenen Farbtyp zu kennen, »bringt« uns zwar schon sehr viel. Da Farben aber im gesamten Lebensbereich wirksam werden, sollten wir auch ihr ganzes Spektrum nutzen können.

Farben sprechen uns auf allen Ebenen des Lebens an. Sie wirken ebenso ganzheitlich, wie wir selbst auf der ganzheitlichen Ebene existieren. Wir haben einen Körper, um dessen Wohl und Schönheit wir uns kümmern. Wir nutzen unseren Geist, um unsere Persönlichkeit zu entwickeln. Und wir sind die Seele, die mit dem Kosmos, den Elementen und allen Wesen in Verbindung steht. Wir sind die Einheit oder Gesamtheit von Körper, Geist und Seele.

Wir kleiden uns farbig, und mit unserer Nahrung essen und trinken wir Farben. Farben haben die Kraft, uns zu beruhigen und anzuregen. Sie können helfen, daß wir uns wohlfühlen, und können Gefühle der Ablehnung provozieren. Ändern wir die Farben unserer Kleidung, so ändern wir damit manchmal unser gesamtes Image. Farben haben es »in sich« – wer kann das leugnen? Deshalb sollte eine Beratung zum Thema Farben deren Wirkung auf den »ganzen« Menschen deutlich machen.

Das ganze Spektrum nutzen

Es ist wichtig, für sich die Farben herauszufinden, die zusätzlich zur Farbtyp-Palette getragen oder anders genutzt werden können. Wenn wir uns über Jahre hinweg nur noch in den Farben eines Farbtyps kleiden und möglicherweise sogar noch die Wohnung entsprechend gestalten, berauben wir uns der Wirkung aller anderen existierenden Farben. Mehr über die ganzheitliche Wirkung der Farben finden Sie ab Seite 111.

Wenn Sie sich mit der Wirkung der Farben auseinandersetzen und deren Kraft auf allen Ebenen nutzen, begeben Sie sich allerdings in ein spannendes Abenteuer. Farben können die Tore in eine Welt der bewußten Lebensführung öffnen. Sie sind Instrumente, die unsere Schönheit, Gesundheit und geistige Entwicklung unterstützen.

Ein Gläschen Wein gilt von alters her als heilsame Medizin. Nur noch Wein zu trinken, ist sicher weit entfernt davon, heilsam zu sein. Das heißt, wenn Sie jahrelang die gleichen Farben tragen und keinen Ausgleich schaffen, tut Ihnen das sicher nicht gut.

Ihr Typ
ist gefragt

Frühling, Sommer,
Herbst und Winter, dazu
zwei Mischtypen — diese
sechs Farbtypen gibt es.
Wenn Sie wissen,
welcher »Typ« Sie sind,
sich in den entspre-
chenden Farben kleiden
und auch Haarfarbe,
Make-up und
Accessoires darauf
abstimmen, werden
Sie einfach umwerfend
aussehen ...

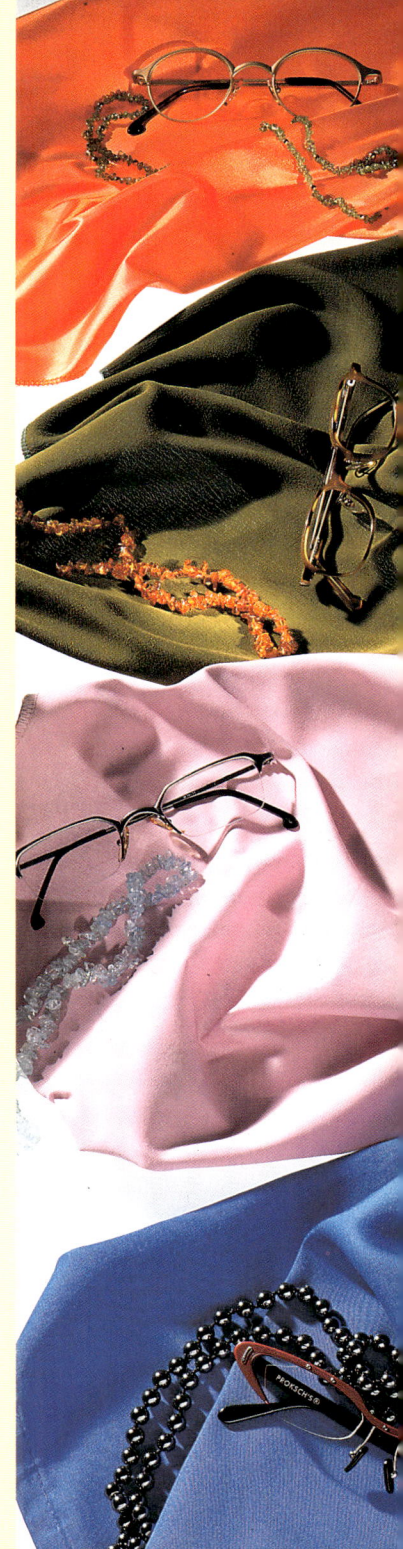

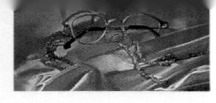

Die Farbpaletten auf einen Blick		
Farben	**Frühling** leuchtende, warme Farben	**Herbst** dunkle, warme Töne
Violett	–	Braunviolett
Indigo	–	–
Blau	–	–
Türkis	Himmelblau bis Gelbtürkis	Petrol
Grün	helles, leuchtendes Grün	Dunkelgrün, Oliv, Braungrün
Gelb	Sonnengelb	Maisgelb
Orange	leuchtendes, helles Orange	sattes Orange
Rot	Tomatenrot	warmes, tiefes Rot
Rosa	Lachs, Koralle, Hummer	Dunkellachs
Braun	Hell- bis Mittelbraun	alle Braun
Beige	Gelbbeige	Mittel- bis Dunkel- beige
Schwarz	–	–
Grau	–	–
Weiß	–	–

TIP

Jedem Farbtyp stehen ganz bestimmte Farben, die ich hier in der Übersicht zeige, bevor ich auf die einzelnen Typen ausführlich eingehe. Wenn Sie Ihren Farbtyp noch nicht kennen: Suchen Sie ihn sich bitte nicht hier nach den Farben aus, die Ihnen am besten gefallen ... Der Farbtyp, der Sie sind, ist oft nicht der, der Sie sein wollen. Lassen Sie sich nicht die Erfahrung entgehen, sich in den Farben »Ihres Typs« kennenzulernen!

F/H-Mischtyp warme, gedeckte, helle Farben	Sommer kühle, gedeckte Farben	Winter klare und blau- grundige Farben	S/W-Mischtyp dunkle, kühle Töne
—	Flieder, Aubergine	alle Violett	Dunkelviolett, Aubergine
—	—	leuchtendes Indigo	dunkles Indigo
—	Hellblau, Rauchblau, Taubenblau	klares Blau — von hell bis dunkel	Dunkelblau
helles Petrol	gedecktes Schilfgrün	Blautürkis	gedecktes Blautürkis
Mittelgrün, Flaschengrün	gedecktes Mint (Blaugrün)	Pimärgrün, Blaugrün	Helles und dunkles Blaugrün
Maisgelb	gedecktes Hellgelb	Zitronen-, Eisgelb	Hellgelb
sattes Orange	—	—	—
sattes Rot, nicht leuchtend	Bordeaux	Primärrot, Blaurot, Bordeaux	dunkles Blaurot, Brombeere
dunkle Koralle, Lachs	Puderrosa, Rosenholz	Pink, Zyklam, Magenta	Dunkelmagenta
Hell- bis Mittel- braun	Rosa-, Schwarz-, Graubraun	—	Schwarzbraun
warmes Beige	Graubeige	—	—
—	Anthrazit	Tiefschwarz	Anthrazit
—	alle	alle klaren Grau	Anthrazit, kein Hellgrau
—	Wollweiß	Schneeweiß	Wollweiß

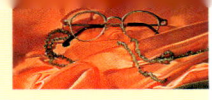
Der Frühling

»Das ist die Drossel, die da schlägt,
Der Frühling, der mein Herz bewegt;
Ich fühle, die sich hold bezeigen,
Die Geister aus der Erde steigen.
Das Leben fließet wie ein Traum.
Mir ist wie Blume, Blatt und Baum.«
Theodor Storm

Die Frühlings-Farben sind Ausdruck von Vitalität, Energie und Lebendigkeit. Ihr Grün hat die Farbe von saftigem Gras, jungen Pflanzen und Knospen. Beim Rot haben Klatschmohn, Erdbeeren und Tomaten Pate gestanden. Das Gelb strahlt wie goldgelber Mais und die Blüten der Sonnenblumen, ja wie die Sonne selbst. Die gesamte Farbpalette des Frühlings wirkt wie die vom Winterschlaf erwachte Natur.
Alle Farben sind gelbgrundig und »laut«. Die starke Leuchtkraft bekommen die Farben, weil sie 60 bis 100 Prozent Gelb enthalten. Dadurch werden glänzende Stoffe im Glanz verstärkt, feste Stoffe wirken sehr präsent. Gelb bringt helle Farben zum Leuchten.

Die Beschreibung der Farbtypen beginne ich mit denen, deren Paletten die warmen, gelbgrundigen Farben beinhalten: der Frühling, der Herbst und der Mischtyp Frühling/Herbst.

Wie sieht der Frühlingstyp aus?

Frühlingstypen finden wir hauptsächlich in Mitteldeutschland, den Niederlanden, in Nord- und Mittel-Frankreich, Nord-Italien und Nord-Spanien, in der Karibik und in den USA. »Kaffeebraune« Mulatten sind häufig »Frühlinge«. Frühlingstypen können sehr unterschiedlich aussehen. Gerade dieser Farbtyp ist manchmal kaum vom Sommertyp zu unterscheiden. Beide sind zum überwiegenden Teil blond, ob mit einem Aschton oder dunkel- sowie weißblond. Beide können blaß wirken und sonnenempfindlich sein. Auch die Augenfarbe kann bei beiden gleich sein. Da kann das Geheimnis eben nur durch eine fachgerecht durchgeführte Farbanalyse gelüftet werden.
»Leichte« Frühlinge – das sind diejenigen, die typisch für ihren Farbtyp aussehen – haben einen unübersehbaren

goldenen Ton im Haar. Bei dunklem Haar stehen ihnen goldblonde und kupferfarbene Strähnen sehr gut.
Die Hautfarbe wirkt bei vielen Frühlingen, als hätten sie unmäßig viele Karotten gegessen. Einige wirken hingegen blaßweiß, insbesondere wenn sie Sommersprossen haben. Manche sehen in der Kälte sogar leicht bläulich aus, was sie im Aussehen wiederum dem Sommer annähert. Haben Frühlinge Sommersprossen, macht das die Unterscheidung vom Herbst und F/H-Mischtyp (Seite 94) sehr schwer.
Die meisten Frühlinge werden in der Sonne bis zum Alter von etwa 30 Jahren schnell und tief braun. Später werden sie sonnenempfindlicher, und auch die Haarfarbe wird sehr viel dunkler als in der Jugendzeit.
Die Augenfarben, die wir bei diesem Farbtyp überwiegend finden können, sind Gelbtürkis und Goldgrün. Ansonsten haben sie aber auch die Farbe des Bernsteins von hell bis dunkel und differenzierte Blauvarianten.
Frühlinge sehen oft jugendlicher aus als andere Farbtypen, noch verstärkt durch ihre leuchtenden Farben.

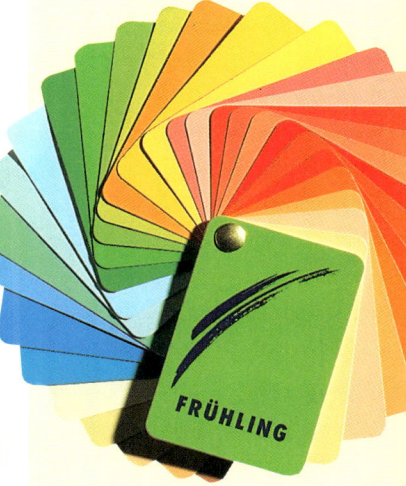

Die Frühlings-Palette

Das steht dem Frühling besonders gut

Helle Farben mit einem gelben Unterton:
- Tomatenrot, Koralle, Hummer, Lachs, Apricot,
- Orange, Sonnengelb,
- das Grün der Knospen und jungen Blätter, Gelbtürkis,
- warmes, helles Beige und helles bis mittleres Braun.

Wenn Ihnen die Farben anfangs zu »laut« vorkommen, können Sie mit den sanfteren Tönen wie helles Apricot, Gelbbeige und Pistazie beginnen.

Grenzfarben

In der Frühlings-Palette ist die Grenzfarbe (Seite 74) das Türkis, das wir am strahlenden Sonnenhimmel sehen können. Es entsteht, wenn wir zu Hellblau etwa 30 bis 50 Prozent Gelb hinzugeben. Türkis steht aber meist nur dem Frühling, der blaue Augen hat.

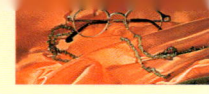

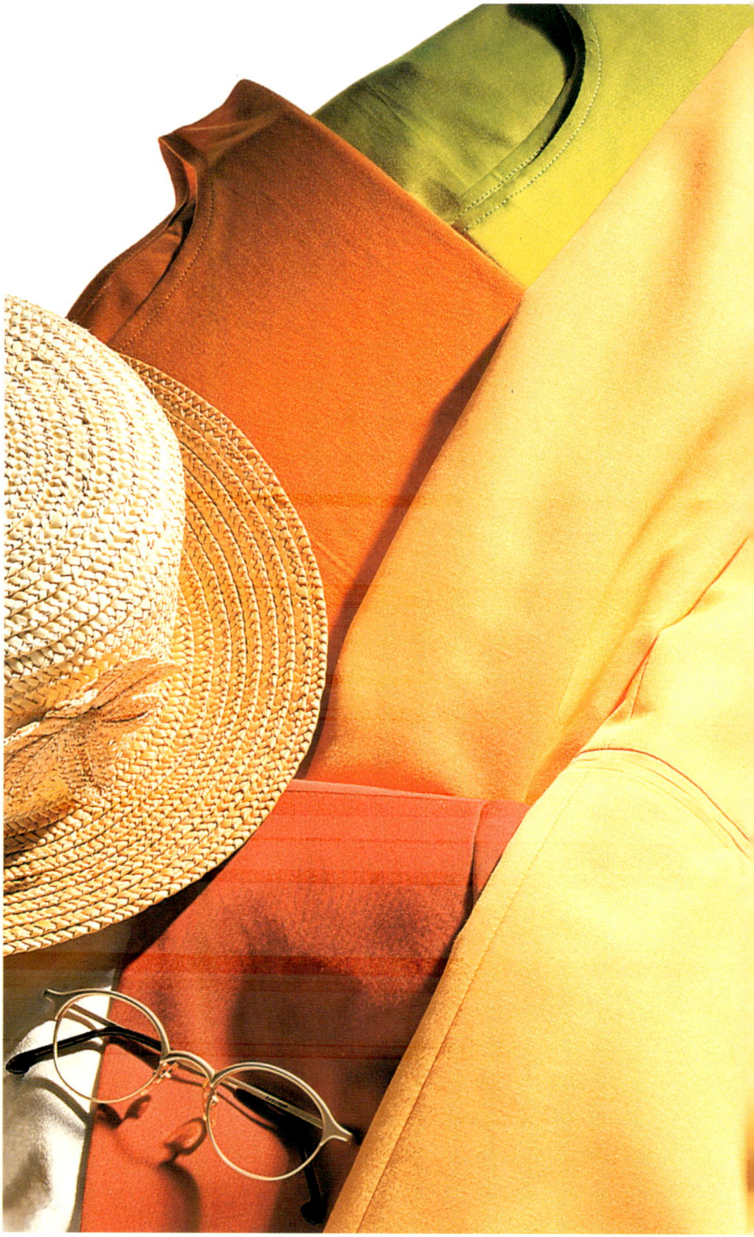

**Dies sind Farben, in denen
der Frühling einfach umwerfend aussieht. Durch ihren
intensiven gelben Unterton
sind die Frühlingsfarben
starke Energiefarben. Sie
haben herausfordernden und
aktivierenden Charakter.**

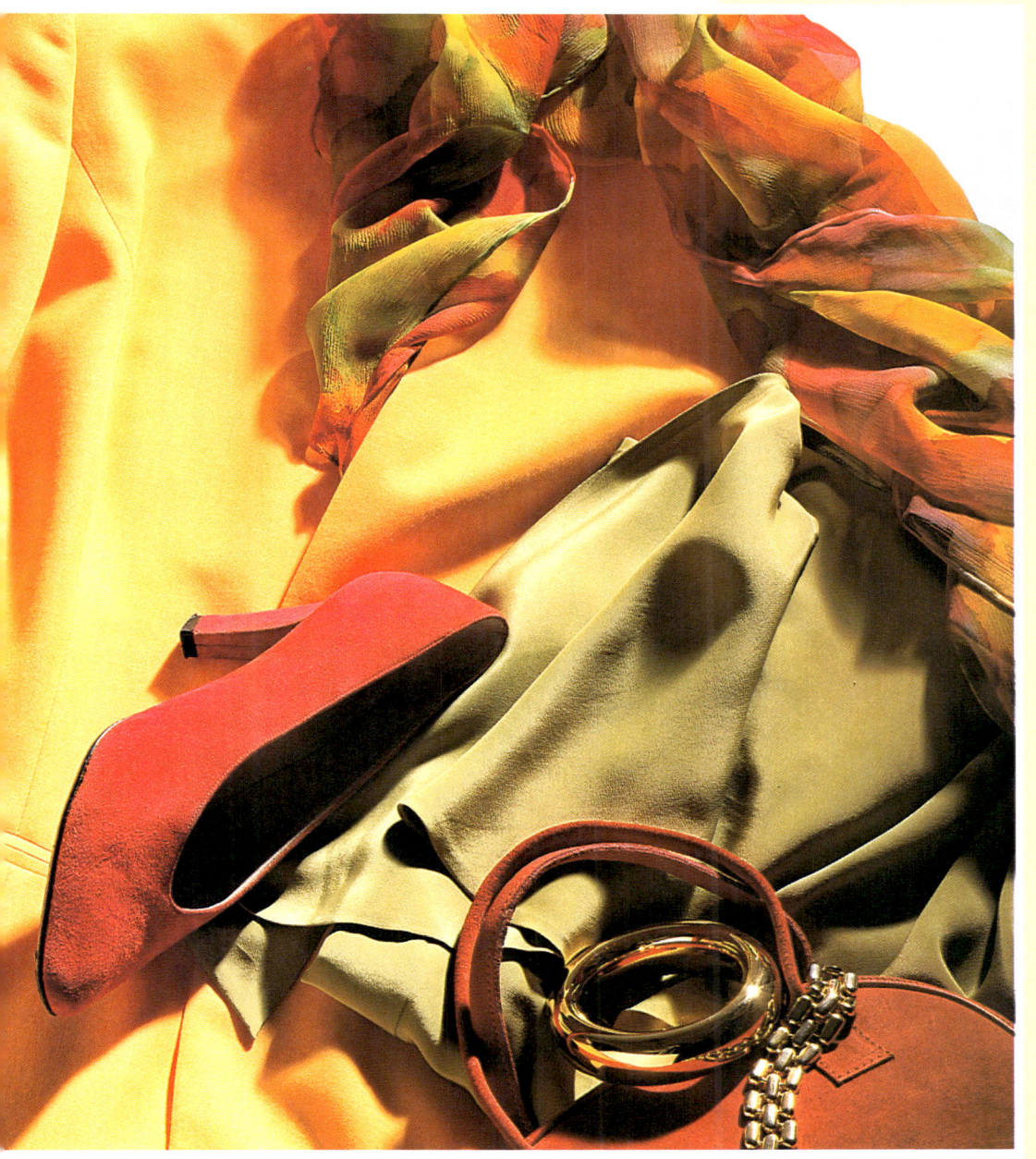

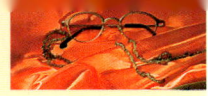

Kombinationsfarben

Die starken Energiefarben könnten dem Frühling irgendwann »zu viel« werden. Er fühlt sich möglicherweise ausgebrannt, hektisch, nervös und spürt zunehmend Schwierigkeiten, sich entspannen oder konzentrieren zu können. Zum Ausgleich brauchen Sie als Frühling kühle Farben, wie Blau und Violett. Wenn Sie diese am Unterkörper tragen und mit den kräftigen Farben Ihrer Palette am Oberkörper kombinieren, sieht das sehr geschmackvoll aus.

Auch Herbstfarben lassen sich gut kombinieren.

Farben fürs Image

Außer in Beige und hellen Brauntönen wirkt man in den Frühlings-Farben immer etwas extremer, »freier«, lustiger und konventionsloser. Manche Menschen wären genau deshalb gerne Frühling, weil die Farben so lebendig sind und sie mit ihnen diese Lebendigkeit ausdrücken wollen. Für äußere Anforderungen, die das Outfit strenger Klassik (Seite 53) notwendig machen, sind die Frühlings-Farben nur begrenzt einzusetzen. Stellen Sie sich ein klassisches Kostüm oder einen seriösen Business-Anzug in Orange oder Blattgrün vor. Das ist unmöglich. Die besonders leuchtenden Frühlings-Farben haben die Kraft, jedem Kleidungsstück Strenge und auch Seriosität zu nehmen. Wollen Sie das vermeiden, sollten Sie mit seriösen Farben wie Dunkelblau und Graphit am Unterkörper kombinieren.

Ein Kostüm könnte im Frühlings-Beige oder in hellen, warmen Brauntönen gehalten sein.

Männern bleibt bei konservativer Garderobenvorschrift mit dem Dogma, Dunkelblau oder Grau zu tragen, nichts anderes übrig, als ihren Farbtyp im Hemd und in der Krawatte zu repräsentieren.

Passende Accessoires

Taschen und Schuhe

Wählen Sie helles Braun, Beige, Gold, Rot, Apfelgrün oder andere Farben der Frühlings-Palette.

Als Kontrast zu Lachs, Apricot, Hummer und Orange sehen Dunkelblau und Violett als Accessoires sehr gut aus.

Wenn Sie Ihre Hüften als zu kräftig empfinden, können Sie die Farben Ihrer Palette am Oberkörper sehr gut mit den dunklen Herbstfarben am Unterkörper kombinieren. Dadurch wirken Sie insgesamt harmonisch und schlanker.

Zum Frühlings-Rot paßt außerdem Violett, zu seinem Grün ein dunkles Blau. Wagen Sie es ruhig. Es sieht sehr stilvoll und originell aus. Herrenschuhe sollten in einem mittleren Braun oder für den Sommer in Beige gehalten sein.

Hüte und Mützen

Vermeiden Sie dunkle Farben, es sei denn, Sie haben dunkles Haar; halten Sie sich an die warmen und hellen Töne Ihrer Palette. Herren sind gut mit einem mittleren Braun und warmen Beigetönen bedient.

Brillen

Je dezenter in Form und Farbe die Brille für den Frühling gestaltet ist, desto günstiger. Feine, dünne Gestelle in Lachs, Gelb oder Gold sowie Brillen ohne Rand sind für den Frühling ideal. Horn oder Plastik als Gestell sollten in hellem Braun oder fleischfarben gehalten sein.

Die Gläser können eine leichte Braun- oder Gelbtönung erhalten. Zart blaue Gläser sehen in gelben oder orangen Horngestellen sehr interessant aus.

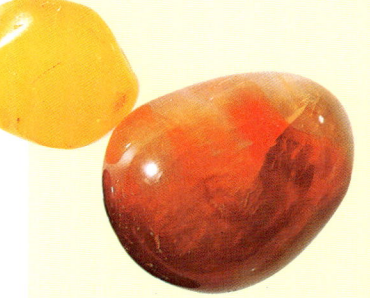

Bernstein und Karneol passen als Schmucksteine farblich wunderbar zum Frühlingstyp.

Schmuck

Der Schmuck kann so bunt sein wie die Farben des Frühlings. Auch Holzketten und Muscheln in Beige oder verarbeitete Büffelknochen sehen sehr originell aus. Das Metall, das zu allen Frühlings-Farben paßt, ist Gold. Die Steine, die zur Frühlings-Garderobe passen, sind rote Korallen, Türkise, gelber Bernstein, der Karneol, Olivine, der Chrysopras, gelber Jaspis, der Feueropal. Wenn der Frühling Beige oder Orange trägt, bildet dann – wie beim Herbst – der Lapislazuli einen sehr schönen Kontrast.

Die idealen Haarfarben

Idealfarben sind Goldblond, Flachsblond, Goldbraun, Kupfer- und Karottenrot. Für mittel- und dunkelbraunes Haar sind goldblonde Strähnen ideal. Absolut zu vermeiden sind Färbungen in Platin, Schwarz, Dunkelrot oder in Aschtönen – diese verändern den Frühling bis zur Unkenntlichkeit. Für Frühlinge ist es ratsam, ihr erstes Ergrauen abzutönen oder mit Strähnen zu kaschieren, weil vereinzelte graue

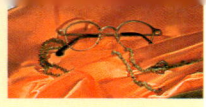

Haare nicht mit dem goldenen Ton des übrigen Haares harmonieren. Ist das Haar vollständig weiß, wirkt es wieder sehr schmeichelhaft durch seinen cremefarbenen Ton.

Die idealen Schminkfarben

Die Schminkfarben sind so ausgewählt, daß sie der Frühlings-Frau ein natürliches Aussehen geben. Um Kontraste zu setzen, können Sie zu den Erdfarben den Lidstrich oder die Mascara in Dunkelblau verwenden.

Image & Make-up: Zur »Superfrau« und »Sexuellen Präsenz« paßt Bräunungspuder für einen frischen Sonnenteint; dazu ein Lippenstift in Tomatenrot und kräftiges, apricotfarbenes Rouge. Für »Seriosität« und »Dezenz« ist Make-up in zarten Pastelltönen das Richtige, Lippenstift in Goldorange und statt Rouge Bräunungspuder auf den Wangen.

Make-up für den Frühlingstyp

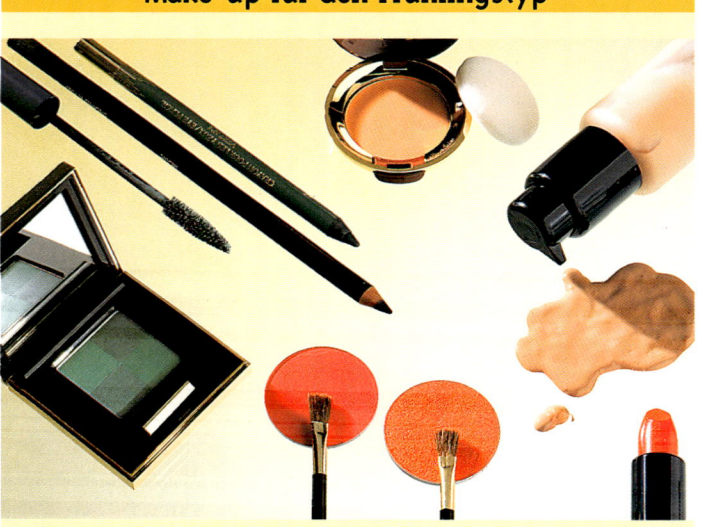

Make-up	Ein warmer Beigeton, ohne Rosé.
African Earth	(statt Make-up und Puder) ist ideal.
Puder	Gelbbeige.
Lidschatten	Alle Erdfarben, Orange, Türkis, Hellgrün, Lachs, Terrakotta.
Lidstrich	Grün, Braun.
Mascara	Grün, Braun, bedingt Schwarz.
Rouge	Apricot, Pfirsich, Terrakotta.
Lippenstift	Tomatenrot, Lachs, Orange.
Nagellack	Entsprechend dem Lippenstift.

Der Herbst

»Dies ist ein Herbsttag, wie ich keinen sah!
Die Luft ist still, als atmete man kaum,
Und dennoch fallen raschelnd, fern und nah,
Die schönsten Früchte ab von jedem Baum.
O stört sie nicht, die Feier der Natur!
Dies ist die Lese, die sie selber hält,
Denn heute löst sich von den Zweigen nur,
Was vor dem milden Strahl der Sonne fällt.«
Friedrich Hebbel

Ein Spaziergang an einem warmen Herbsttag, wenn uns die goldene Sonne und die farbenprächtigen Wälder einen Seufzer entlocken, ist am besten geeignet, uns die Herbst-Farben zu präsentieren. Die Sonnenkraft eines ganzen Jahres ist in jedem Blatt gespeichert. Die Farben bergen eine wohlig warme Ruhe in sich und scheinen alle mit Gold und Braun vermählt zu sein. Mit keiner anderen Palette können wir so viel tiefe Wärme ausdrücken wie mit dieser.
Alle Farben wirken satt, als würden sie keine weitere Mischung mehr dulden. Es sind tiefe Orangetöne, alle Varianten der Erdfarben und die vielen verschiedenen Grüntöne der Blätter im Spätsommer und Herbst.
Farbtheoretisch entstehen die Töne durch Hinzugabe von Gelb zusammen mit Grau. Durch das Grau werden sie dunkel, durch Gelb bekommen sie ihren warmen Charakter.

Wie sieht der Herbsttyp aus?

Herbsttypen gibt es wesentlich häufiger in Bayern als irgendwo sonst in Deutschland, Österreich und der Schweiz. Irländer sind sehr oft Herbsttypen, außerdem zählen einige wenige nordamerikanische Indianer sowie Schwarze aus Trinidad, Jamaica und Brasilien dazu.
Die Haarfarben sind das typische irische Rot, warme Braun- und Honigtöne, aber auch Aschblond und Schwarz. Häufig hatten die Herbsttypen während der Kindheit rotes Haar und Sommersprossen. Im Alter von 30 bis 40 Jahren ver-

Der Herbst kann in seinen Farben sehr bodenständig und »naturhaft« wirken, begleitet von einer weichen, warmen Note. Mit Make-up und einem provokanten Styling läßt sich diese Wirkung aber leicht verändern.

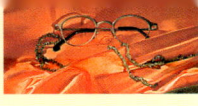
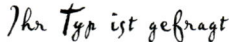
schwinden die Sommersprossen allmählich, und der Rotton bleicht zu einem Aschton aus.

Ist ihr Teint weißrosa, sind sie meist extrem sonnenempfindlich. Viele Herbsttypen waren niemals richtig braun, andere wiederum haben immer eine natürliche goldbraune Hautfärbung.

Die Iris der Augen ist meist braun, vom hellen Bernstein bis Schwarzbraun. Manche haben petrolfarbene Augen oder einen deutlichen Grüngehalt, wie die Farbe grüner Oliven oder die der Avocadoschale.

In ihren Farben gekleidet wirken Herbst-Frauen oft sehr feminin und Herbst-Männer sehr verläßlich.

Die Herbst-Palette

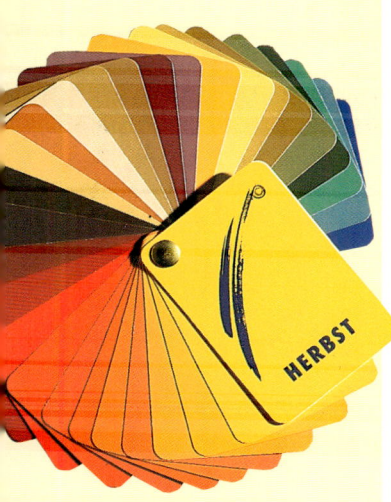

Das steht dem Herbst besonders gut

Warme, gedeckte Farben, die — außer Gelb und Orange — alle dunkel sind:

- alle Erdfarben und mittleres bis dunkles Beige,
- dunkles Orange, Tonfarben,
- Maisgelb, Senf,
- dunkles Bordeauxrot, Ziegel,
- tiefes Grün bis Oliv, Braungrün,
- Petrol,
- Braunviolett.

Grenzfarben

Die Grundstruktur der Herbst-Farben wird in der Palette durchbrochen durch den Blaugehalt in den Grenzfarben (Seite 74) Petrol und Weinrot. Petrol entsteht, wenn man zu Grün etwas Blau hinzugibt und mit Grau abdämpft. Durch sein Grün hat Petrol einen überwiegenden Gelbanteil, aber auch einen Blaugehalt.

Weinrot enthält ebenfalls einen Hauch Blau, wobei der gelbe Unterton des Herbst-Weinrots dennoch deutlich erkennbar bleiben muß. Beide Farben – Petrol wie Weinrot – stehen dem Herbst sehr gut.

Kombinationsfarben

Wer unter Depressionen und Melancholie leidet, sollte auf braune Kleidung verzichten, weil sich dadurch der Zustand verschlechtern kann.

Wenn Sie als Herbst mit den dunklen Farben unzufrieden sind, sollten Sie am Unterkörper die besonders hellen und kräftigen Frühlings-Farben tragen. Sie haben ebenfalls einen gelben Unterton und lassen sich deshalb sehr gut miteinander kombinieren. Aber auch Violett und Dunkelblau sehen als Hose oder Rock phantastisch zu Orangetönen und dem dunklen Maisgelb der Herbst-Palette aus.

Farben fürs Image

Der Herbst muß in seinen Naturtönen nicht zwangsläufig »naturhaft« wirken, sondern kann durchaus eine extravagante oder provokante Ausstrahlung haben. Ich denke etwa an Shirley McLaine, hinter deren Lächeln sich immer ein kleiner Schalk verbirgt. Auch Julia Roberts wirkte in »Pretty Woman« nach ihrer Verwandlung zur »Lady« keineswegs wie eine Landfrau, sondern elegant und attraktiv.

Leider reagieren viele Menschen auf die Farben des Herbstes zuerst einmal mit Ablehnung. Die Verbindung zu gutbürgerlichen oder »guten Stuben«, wo Braun als Farbe für Mobiliar und Teppiche regiert, liegt oftmals nahe. Wie wir eine Farbe oder einen Farbtyp empfinden, hängt eben maßgeblich von eigenen Erfahrungen und deren Verarbeitung ab. Die Farbpalette des Herbstes vermittelt ohne Zweifel eine gewisse Schwere und Bodenlastigkeit. Nicht jedem Menschen tut das gut. Werfen Sie Ihren Farbenpaß deshalb nicht gleich in die nächste Ecke. Kombinieren Sie mit hellen Farben und solchen, die Sie gerne tragen würden.

Passende Accessoires

Taschen und Schuhe

Ihre Grundfarbe ist Braun. Sie paßt zur gesamten Herbst-Palette für Männer und Frauen gleichermaßen. Sehr interessant sieht aber auch Dunkelblau als Accessoire zu allen Brauntönen sowie zu Orange und Ziegelrot aus.

Wenn Sie selbst färben wollen: Durch Komplementär-Mischungen wie Orange mit Blau oder Gelb mit Violett erhalten Sie Braunvarianten, die alle ideal für den Herbsttypen sind.

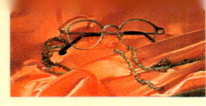

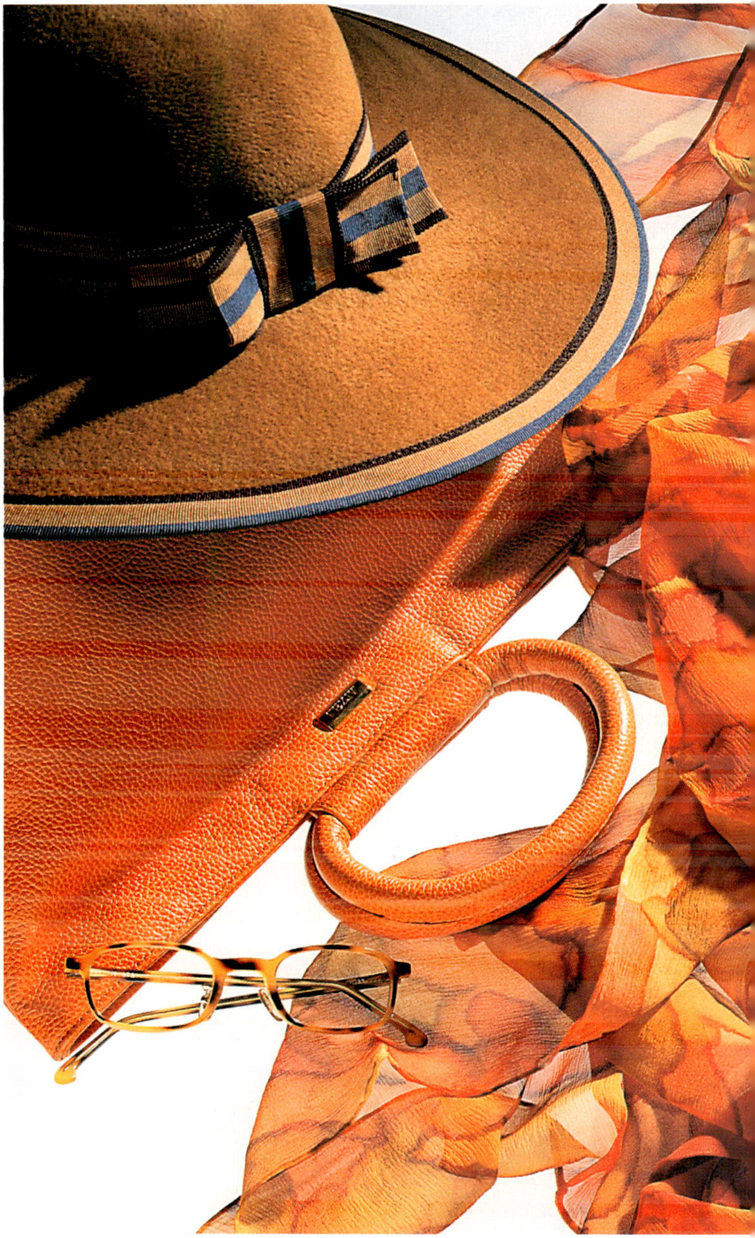

Dies sind Farben, in denen
jeder Herbsttyp besonders
schön und harmonisch wirkt.
Durch ihren warmen, erdigen
und naturnahen Charakter
vermitteln die Farben eine
in sich ruhende Kraft.

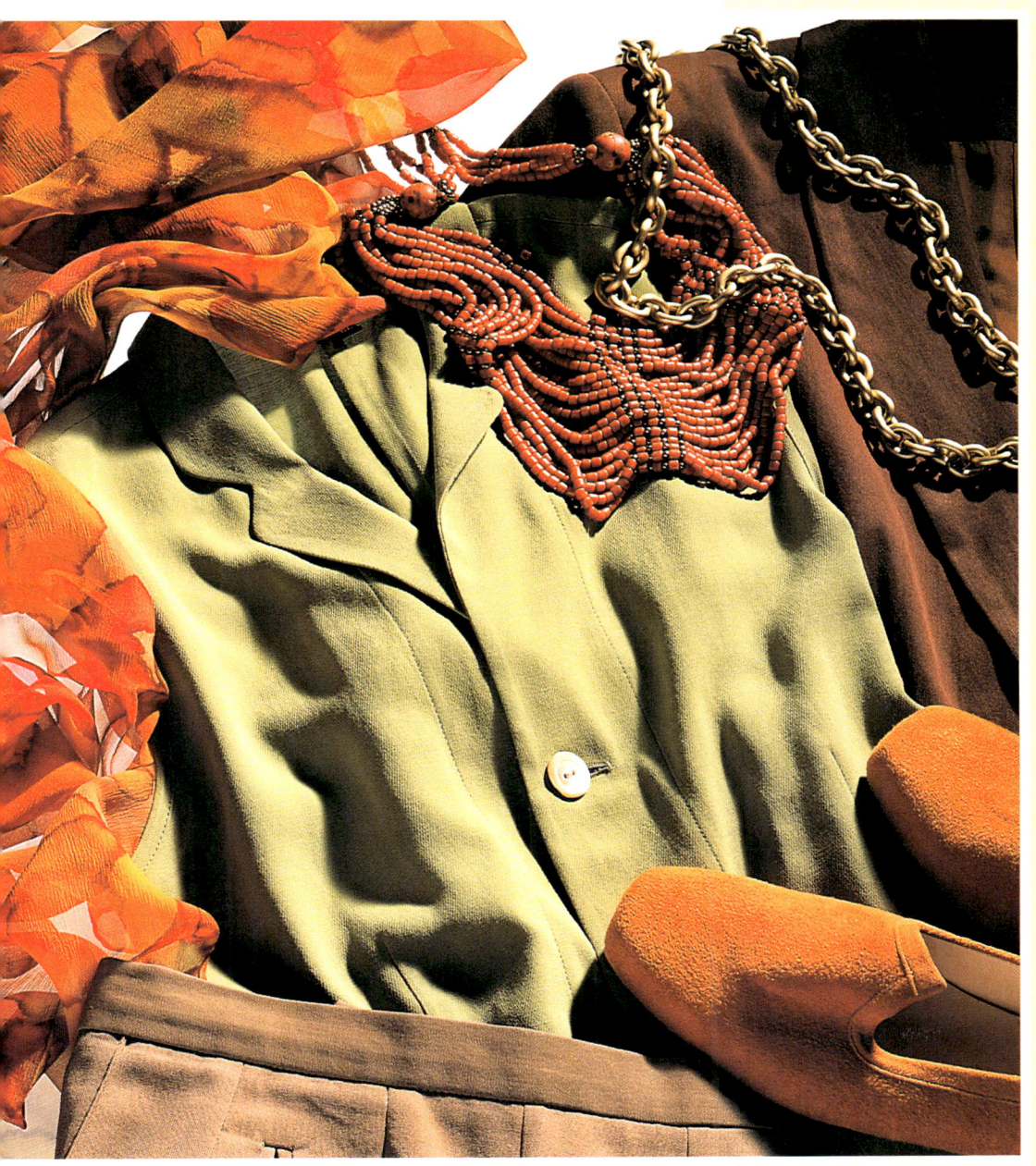

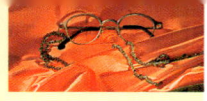

Hüte und Mützen

Sehr gut paßt ein dunkles Weinrot, weil es der idealen Haarfarbe des Herbstes nahekommt. Herbst-Männer können mit braunen Hüten nichts falsch machen.

Brillen

Auch hier ist Braun wieder Ihr Favorit. Naturhorn sieht besonders gut beim Herbst aus. Mit goldfarbenen Gestellen können Sie ebenso nichts falsch machen.
Für die extravagante Richtung (Seite 55) könnten Sie Gläser in zartem Oliv ausprobieren.

Schmuck

Holzschmuck oder naturfarbene Kordelketten passen besonders gut zum Herbst.
Gold und Kupfer sind die Metalle, die Ihnen in jedem Fall sehr gut stehen.
Ihre Steine sind der Achat, die Schaumkoralle, der Wüstenjaspis, das Tigerauge und der Bernstein. Großartig sieht der blaue Lapislazuli mit Gold zu den warmen Farben des Herbstes aus.

Dem Herbsttyp stehen glänzende Seiden- und Satinstoffe nur, wenn sie sehr dunkel sind. Matte Stoffe sind in jedem Fall vorzuziehen.

Die idealen Haarfarben

Idealfarben sind alle warmen Rottöne, besonders Henna- oder Kupferrot, außerdem Kastanienbraun, Dunkelbraun und Honigblond.
Vermeiden Sie ein zu helles Blond sowie Blaurottöne. Silberweiße Strähnen stehen dem Herbst ebenfalls nicht. Die Übergangszeit zum grauen Haar ist für den Herbst – genau wie für den Frühling – nicht vorteilhaft. Wenn Sie das Haar mit einem warmen Rot abtönen, erreichen Sie damit eine besonders attraktive Ausstrahlung.

Die idealen Schminkfarben

Die folgenden Schminkfarben geben der Herbst-Frau ein natürliches Aussehen. Um Kontraste zu setzen, empfiehlt es sich, zu den Erdfarben einen Lidstrich oder die Mascara in Dunkelblau oder Violett zu verwenden.

Make-up für den Herbsttyp

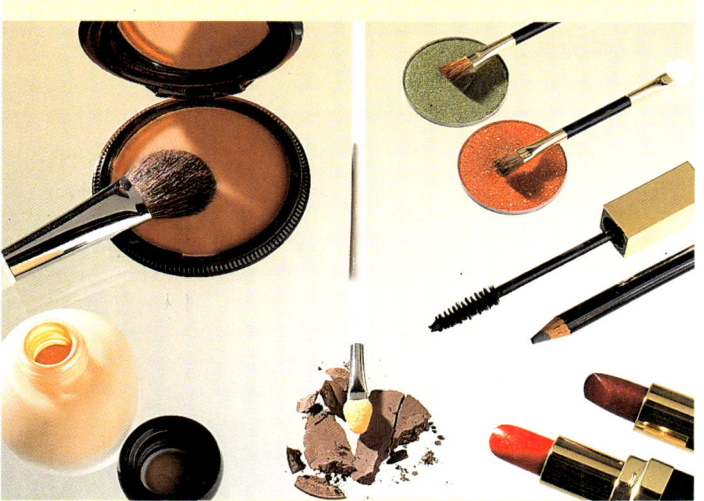

Make-up	Manche Herbsttypen brauchen ein sehr helles Make-up, andere die gleiche Tönung wie der Frühling.
African Earth Puder	(statt Make-up und Puder) ist für viele ideal. Gelbbeige.
Lidschatten	Alle Erdfarben, Oliv, Terrakotta, Orange, Dunkelviolett.
Lidstrich	Braun, Grün.
Mascara	Braun, Mattgrün, Schwarz.
Rouge	Terrakotta, sanfte Brauntöne.
Lippenstift	Warmes Rot, Rotbraun, Dunkelorange, Terrakotta, Braunviolett.
Nagellack	Entsprechend dem Lippenstift.

Image & Make-up:
Für die »Superfrau« und »Sexuelle Präsenz« kann die Teintgrundierung entweder sonnenbraun oder sehr blaß sein; dazu ein kräftiger rotbrauner oder bordeauxfarbener Lippenstift und Terrakotta-Rouge.
Zu »Seriosität« und »Dezenz« paßt goldfarbener Teint, naturbrauner Lippenstift mit zartbraunem Rouge und ein Hauch Bräunungspuder übers ganze Gesicht.

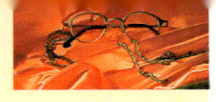

Der Mischtyp Frühling/ Herbst

Vom ersten Eindruck her könnte man einen Mischtyp sowohl in die eine als auch in die andere Palette einordnen.
Bei der Farbtyp-Bestimmung ist deutlich zu sehen, daß er
in die »warmen« Jahreszeiten einzuordnen ist. Ihm stehen
allerdings die besonders dunklen Farben der Herbst-Palette
nicht, ebensowenig die besonders leuchtenden Farben des
Frühlings. Er befindet sich mit seinen Ideal-Farben genau
zwischen den beiden Farbtypen. Wir könnten auch sagen,
daß ihm die hellen Herbst-Farben und die Frühlings-Farben,
die sich an der Grenze zum Herbst befinden, gut stehen.
Stärker noch als der Herbsttyp strahlt der Mischtyp mit seinen Farben große Wärme aus. Besonders schön sehen die
warmen Ziegelrot- und Terrakottatöne sowie alle helleren
Naturtöne an ihm aus.

**Der Frühling/Herbst-Mischtyp
gehört in die Gruppe der
Farbtypen, die warme Farben
tragen. Jedoch stehen ihm
weder die besonders »lauten«
des Frühlings noch die dunklen des Herbstes. Er hält mit
seiner Palette die Balance
zwischen beiden.**

Das steht dem Mischtyp Frühling/Herbst

Warme, helle, gedeckte Farben:
- Khaki, helle, aber gedeckte Grüntöne,
- gedecktes Orange und Apricot,
- warmes gemildertes Rot, Ziegelrot,
- mittelbraune und -beige Töne, Terrakotta.

Bei Ihren Accessoires können Sie sich an den Empfehlungen für Frühling und Herbst gleichermaßen orientieren.
Dies gilt auch für die idealen Haarfarben.
Die richtigen Schminkfarben sind eher in den Herbst- als
in den Frühlingsempfehlungen zu finden. Sie sollten aber
die Farben der beiden Typen testen.

Der Sommer

»in den flüsterigen linden
ist nichts erhabenes
doch sind sie lieb
wie die zartheit einer einfachen frau.
auf den laubfarbenen hauben der teiche
singen die frösche.
drüben im schattendunklen weidenwald
trinken sich die mädchen
tief in den brunn der heurigen rosen.«
H. C. Artmann

Der Sommer ist der Komponist der zarten Töne. Vom reinen Blau nimmt er sich das Hellblau, vom Rot das Rosa,
vom Violett das zarte Flieder und vom Grün das helle Blaugrün, wie wir es vom Schilfgras kennen. Die Farben sind
»leicht« und schmeichelnd wie der Sommerwind.
Die Pastelltöne wirken, als habe sie jemand mit einer Quaste voll Puder überzogen. Das macht sie dezent und edel.
Dieser Eindruck entsteht, weil sie einen Gelbanteil von bis
zu 1o Prozent mit dem gleichen Prozentsatz an Grau haben.
Durch die Beimischung dieser beiden Töne wirken die Farben gedeckt oder überpudert.
Alle feinen und dünnen Stoffe – wie Chiffon, Organza, Seide und Kashmir – finden in dieser Palette ihre qualitätsgerechte Farbgebung.
Grundsätzlich spricht man bei der Sommer-Palette von
kühlen Farben, weil sie einen blauen Unterton haben. Der
Grundcharakter der Sommer-Farben ist von durchscheinender Zartheit geprägt.

Mit der Beschreibung des
Sommertyps beginnt die
Gruppe der Farbtypen, die
kühle bis kalte, blaugrundige
Farben tragen. Dazu gehören
auch der Winter und der
Sommer/Winter-Mischtyp.

Wie sieht der Sommertyp aus?

Sommertypen stammen größtenteils aus dem Norden
von Deutschland, aus den Benelux-Ländern, Schweden,
Dänemark und finden sich ebenfalls unter den Weißen in
den USA.
Die Farbe des Sommer-Haars hat meist einen Aschton.
Aber Achtung: Auch beim Frühling und Herbst können

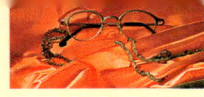

wir den gleichen Ton finden. Einige Sommer haben sehr dunkelbraune Haare, die stumpf wirken können.

Der »typische« Sommer hat eine durchscheinend zarte Haut mit einem bläulichen Unterton, der besonders bei Kälte sichtbar wird. Sommer bekommen gemeinhin leichter als alle anderen Farbtypen einen Sonnenbrand, was man aber wiederum nicht generalisieren kann. Manche bekommen recht schnell einen tiefen Bronzeton.

Die Augen des Sommertyps sind blau, blaugrau, graugrün und aquamarinfarben. Das Weiß der Augäpfel ist heller als das des Frühlings und Herbstes, aber nicht so weiß wie das des Winters.

Von Kopf bis Fuß in den Farben der Palette gekleidet, kann der Sommer in einer Weise harmonisch und distinguiert wirken wie kein anderer in seiner Palette.

Die Sommer-Palette

Das steht dem Sommer besonders gut

Blaugrundige, zarte, gedeckte Töne wie:
- Puderrosa, Himbeere,
- Malve, Aubergine, Bordeauxrot,
- Hell-, Rauch-, Taubenblau,
- Flieder,
- Schilfgrün, Mint (zartes Blaugrün),
- Wollweiß,
- sanfte, melierte Grautöne, Graubeige.

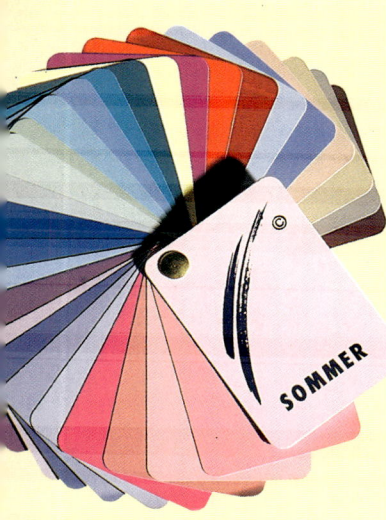

Die Sommertypen sind innerhalb ihrer Farbgruppe noch einmal in drei Gruppen aufzuteilen:
- Die erste fühlt sich eher zu allen Rosévarianten hingezogen,
- die zweite Gruppe zu den blauen Farben, wie Flieder, Hell-, Rauch- und Taubenblau,
- die dritte Gruppe kann gut die dunklen Farben ihrer Palette tragen.

Den meisten Menschen dieses Farbtyps stehen allerdings die hellen Farben am besten.

Grenzfarben

In der Sommer-Palette können wir auch ein helles Gelb
als Grenzfarbe (Seite 74) finden. Damit es für den Farbtyp
tragbar wird, ist es mit sehr viel Weiß aufgehellt und ganz
leicht mit Grau überzogen. Nicht jeden Sommer kleidet es.

Kombinationsfarben

Der Sommer-Palette fehlt es an Farbintensität und Energiefarben. Wegen ihres blauen Untertons unterstützen die Farben ausnahmslos den Kopfbereich.
Sogenannte »Kopfmenschen« nehmen diese Farben zwar
deshalb gerne an, aber gerade sie benötigen dringend
die Energie der Farben Rot und Orange sowie das kräftige
Grün, um stärker »aus dem Bauch« agieren zu können.
Nicht wenige Sommer, die länger als zwei bis drei Jahre
ausnahmslos »ihre« Farben trugen, klagen über extremen
Energieabfall. Tragen Sie deshalb so oft wie möglich klare,
warme Farben wie Rot, Orange, Gelb und Grün am Unterkörper.
Haben Sie den Eindruck, daß Ihnen dies Ihre Figur nicht
erlaubt, tragen Sie beispielsweise rote Schuhe oder Socken.
Mit der Sommer-Farbe Grau lassen sich kräftiges Rot,
Orange und Blattgrün hervorragend kombinieren. Orange
und Sonnengelb sehen sehr gut zum Schilfgrün sowie zu
den mittleren Blautönen des Sommers aus. Reines Rot
wirkt sehr extravagant zum Himbeerrot.

**Wenn Sie kräftige Hüften
kaschieren wollen, tragen Sie
Dunkelblau oder Dunkelgrau
am Unterkörper. Die hellen
Farben Ihrer Palette am
Oberkörper lenken die Aufmerksamkeit nach oben.**

Farben fürs Image

Die Zartheit Ihrer Farben verleiht Ihnen ein Flair von Grazi-
lität und Anmut. Alle Farben fließen kontrastlos ineinander.
Hier versuchen Kräfte zu feinen Klängen zu verschmelzen
und nicht gegeneinander zu wirken.
Die elegante Zurückhaltung der Töne ist bestens zur Reprä-
sentation von Seriosität und für Business-Auftritte geeignet.
Manager – ob männlich oder weiblich – kleiden sich in-
stinktiv favorisiert in einigen der Sommer-Farben. Harmo-
nisch, »edel« und fein sehen in den Farben jedoch einzig
Sommertypen aus.
Schönheiten wie Gracia Patricia von Monaco und Cathérine
Deneuve sind Beispiele für diesen Farbtyp.

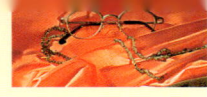

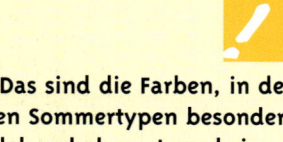

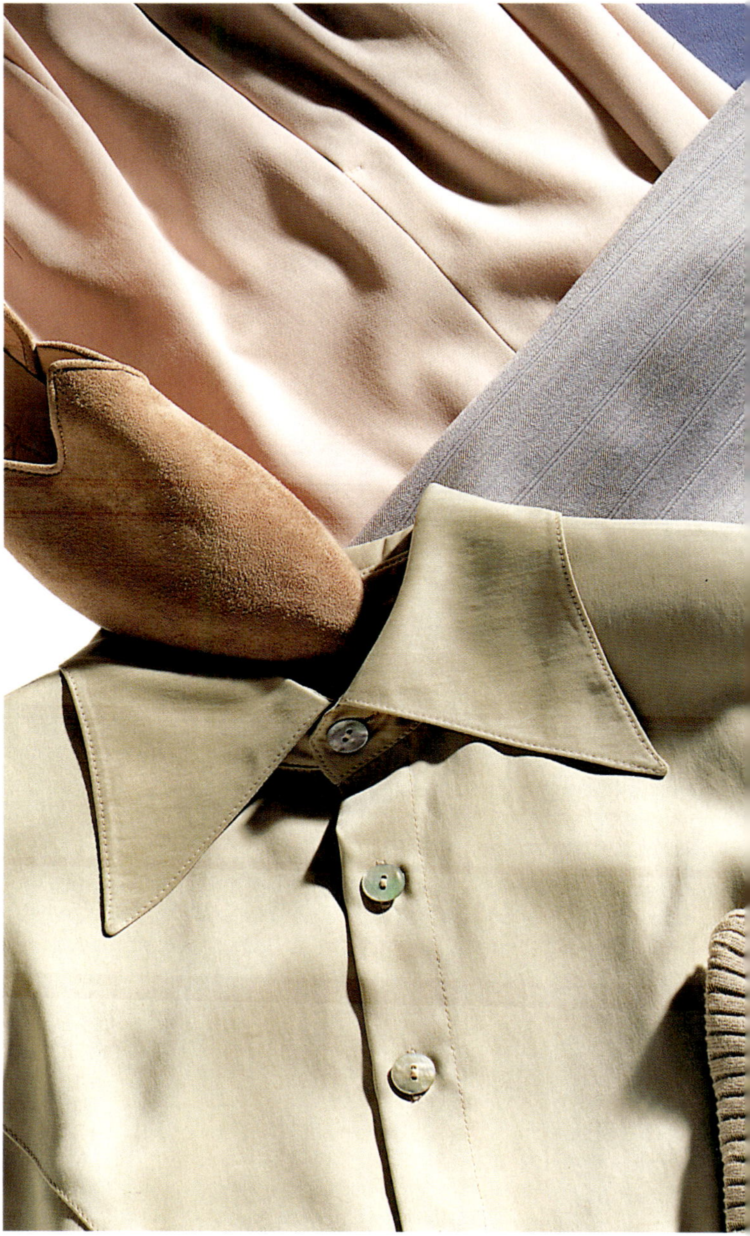

Das sind die Farben, in denen Sommertypen besonders
edel und elegant erscheinen.
Alle Farben haben einen speziellen, pastellig-pudrigen
Charakter, der ihnen die
Ausstrahlung dezenter Zartheit verleiht.

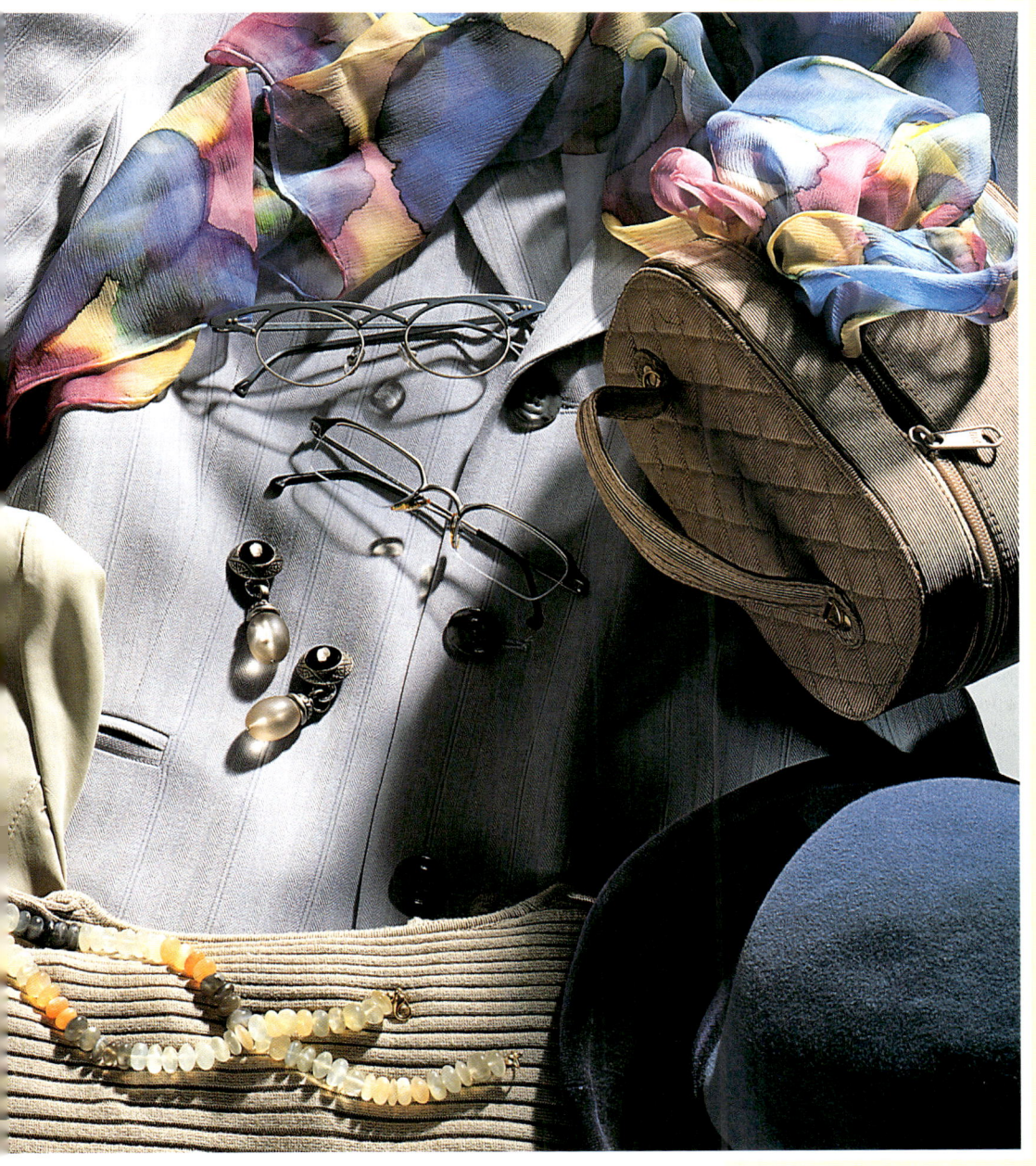

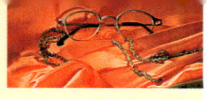

Manchmal werden die Farben des Sommers – besonders für Frauen – nach der Analyse zum Problem. Extravagante Charaktere finden sich in ihnen nicht wieder und haben das Gefühl, daß sie »gedämpft« und zurückgehalten werden. Zum einen kann natürlich kein Mensch gezwungen werden, seine Farben zu tragen. Zum anderen bestehen in diesem Fall gute Möglichkeiten darin, mit der Qualität der Stoffe, der Schnittführung und der Stilrichtung die Aussagen zu treffen, die der Persönlichkeit dieses Menschen entsprechen.

Deshalb hier nochmal meine Empfehlung, »Ihre« Farben am Oberkörper zu tragen, weil Sie gut darin aussehen, und am Unterkörper – wenn es figürlich möglich ist – mit kräftigen Farben aus anderen Paletten zu kombinieren.

Passende Accessoires

Wenn Sie kräftige Kleidungsfarben tragen wollen, dann nehmen Sie zumindest ein Halstuch in »Ihren« Farben, um dem Teint zu schmeicheln. Nehmen Sie Tücher aus Crêpe de Chine, Seide oder Chiffon: in der Größe 45 x 180 cm locker zur Krawatte gebunden, oder, 110 x 110 cm groß, zum Rollkragen geschlungen.

Taschen und Schuhe

Im Grunde paßt Schwarz zu allen Sommer-Farben. Dunkelblau und Bordeauxrot lassen sich ebenfalls ideal mit den Farben des Sommers kombinieren und stehen auch Herren zur Verfügung.

Zu der Ausstrahlung von Leichtigkeit und Zartheit sehen aber graubeige, roséfarbene oder graue Schuhe – natürlich nur für Frauen – schöner aus.

Eine extravagante Kombination bildet Mittelbraun zu rosafarbener oder hellblauer Kleidung.

Hüte und Mützen

Wenn die Hutkrempe schmal ist, können Sie ruhig einen kräftigeren Farbton wählen, da dann die Farben der Kopfbedeckung nicht in das Gesicht hinunter reflektieren und somit auch keine negativen Veränderungen verursachen. Sie sorgen sogar für eine Aufhellung der Haare und Ihrer gesamten Erscheinung. Bleiben Sie jedoch bei kühlen Farben, für Damenhüte zum Beispiel bei dem kräftigeren Rosa, Hellblau und Hellgelb des Winters.

Sommer-Männern steht ein grauer Hut ausnehmend gut.

Brillen

Ihnen stehen randlose Brillen oder Metallgestelle sehr gut.
Das Metall sollte matt, wie Titan, sein oder in den hellen
Farben Ihrer Palette gehalten werden. Wagen Sie ruhig ein
wenig Extravaganz, um ein Gegengewicht zu dem »edlen«
Ausdruck Ihrer Kleidungsfarben zu schaffen.
Die Gläser sollten besser ungetönt sein, auf keinen Fall
einen gelben Ton haben.

Schmuck

Zu den Farben des Sommers paßt oft nur feingliedriges
Design. Wenn die Person aber etwas kräftiger gebaut ist,
sollte sie aufwendigeren Schmuck tragen.
Das Metall des Sommers ist Silber, Weißgold und Platin. Im Modeschmuck verarbeitete Muscheln passen
sehr gut zu den Sommer-Farben.
Ihre Steine sind der Rosenquarz Fluorit, Amethyst, Aquamarin, Hämatit, Blauquarz, und (wie für den Frühling)
der Wüstenjaspis und Türkis.

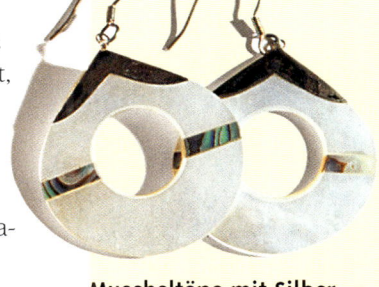

**Muscheltöne mit Silber
sehen besonders gut an
der Sommer-Frau aus.**

Die idealen Haarfarben

Idealfarben sind Aschblond oder -braun, Hell-, Mittel- und
Dunkelbraun, Blaugrau und Perlweiß.
Vermeiden sollten Sie rotes Henna oder Kupfer- und Karottenrot. Schwarze Haare wirken fast immer zu hart, Gelbblond wirkt künstlich.
Die natürliche Farbe der Sommer-Haare ist ideal für Strähnen geeignet, die jedoch silbern oder weißblond sein sollten. Bevorzugen Sie Rot im Haar, sollte es ein dunkles, blau-
stichiges Mahagoni oder Kirschrot sein, was sehr gut zu
allen Blauvarianten und dem Bordeaux des Sommers paßt.

Die idealen Schminkfarben

Die folgenden Schminkfarben geben der Sommer-Frau ein
natürliches Aussehen. Um diesen Eindruck noch zu verstärken, verwenden Sie im Augenbereich am besten Brauntöne.
Für Rouge und Lippenstift sollten Sie jedoch unbedingt bei
kühlen, blaugrundigen Tönen bleiben.

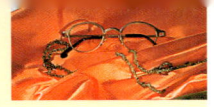

Make-up für den Sommertyp

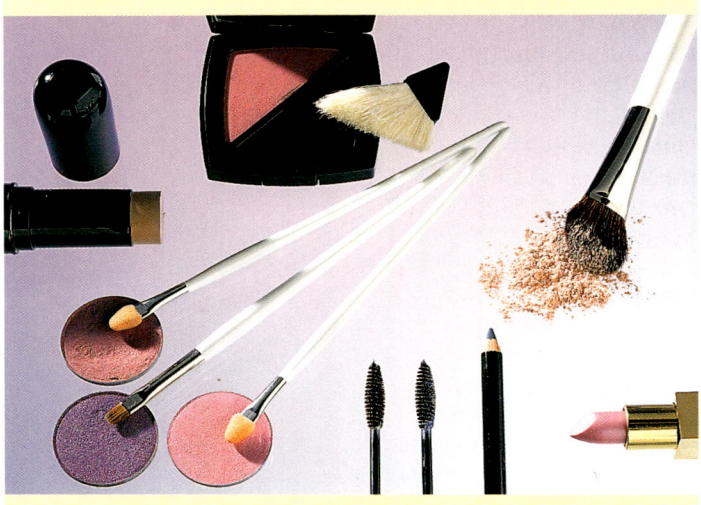

Image & Make-up: Zur »Superfrau« und »Sexuellen Präsenz« paßt ein heller Teint mit bordeauxfarbenem Rouge, dazu der Farbtupfer eines pinkfarbenen Lippenstifts; die Nase hell pudern. Für »Seriosität« und »Dezenz« ist zarter, gepuderter Teint das Richtige, dazu Lippenstift und Rouge in gedecktem Zartrosa.

Make-up	Zartes Graurosa — kein warmes Beige!
Puder	Sehr hell mit Roséhauch.
Lidschatten	Zarte, kühle Töne, wie Flieder, Rauchblau, Dunkelblau, Rosé, Mint sowie Grau und Rosabraun.
Lidstrich	Mittelgrau, Dunkelblau, mattes Dunkelviolett.
Mascara	Dunkelblau, Schwarz, Dunkelbraun.
Rouge	Zurückhaltendes Rosé, mattes Magenta.
Lippenstift	Zurückhaltendes Rosé, Himbeere, zartes Pink.
Nagellack	Entsprechend dem Lippenstift.

Der Winter

»Der Winter bleibt der Kern vom Jahre.
Im Winter bin ich munter dran.
Der Winter ist ein Bild der Bahre
Und lehrt mich leben, weil ich kann;
Ihr Spötter redet mir nicht ein:
Der Winter soll mein Frühling sein.«
Johann Christian Günther

Wintertyp-Farben könnten von der Sonne selbst bestimmt
worden sein. Die Palette enthält außer Orange alle Spektralfarben: Rot, Gelb und Grün, ein Blautürkis, Blau, Indigo
und Violett – die Farben des Sonnenlichtes. Rot und Grün
gehören als Mittelwert oder als Blaurot und Blaugrün dazu.
Orange als die wärmste aller Farben ist allerdings nicht in
der Palette vertreten.
Die Winter-Farben sind klar und rein, was ihnen die stärkste
Heilenergie verleiht (Seite 125). Deshalb werden sie von vielen bevorzugt, obgleich dies meist unbewußt geschieht.
Weitere Farben für den Winter sind Zwischentöne, die durch
Mischung der Spektralfarben mit Blau entstehen und deshalb eine gewisse Kühle ausstrahlen. Das Blau zaubert so
aus Blattgrün ein Smaragdgrün und aus dem reinen Rot ein
kräftiges Blaurot. Wird Violett mit Rot gemischt, erhalten wir
Magenta, das, mit Weiß aufgehellt, Pink ergibt.

**Für den Winter typisch ist
ein »dramatischer« Ausdruck
im Erscheinungsbild. Starke
Augenbrauen und dunkles
Haar geben ihm ein süd-
ländisches Aussehen.**

Wie sieht der Wintertyp aus?

Je weiter wir in den Süden Deutschlands kommen, um so
mehr »Winter« können wir finden. Dennoch sind sie hier-
zulande unter den Einheimischen eher rar. Im südlichen
Europa sind sie dagegen die am häufigsten vertretenen
Farbtypen. Und weltweit gibt es eindeutig am meisten
»Winter«: Asiaten, Orientalen, Indianer und Schwarze sind
zu 90 Prozent Wintertypen.
Der Grundton des Winter-Haars ist überwiegend dunkel-
braun bis blauschwarz. Interessanterweise ergraut der
Winter meist sehr früh, manchmal schon mit 25 Jahren.

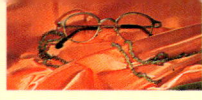

Dabei sieht er grau meliert sehr attraktiv aus. Ist er völlig ergraut, wirkt der Ton metallisch silbrig.

Seine Haut hat oft einen Olivton. Meist bräunt er schnell mit lang anhaltendem Teint. Wir finden unter den Wintern aber auch die sogenannten »Schneewittchentypen«. Sie haben eine helle Alabasterhaut, die fast nicht bräunt.

Die Augen des Winters zeigen alle Blauvarianten – vom strahlenden Wasserblau bis zum Indigo – und alle Brauntöne – von Haselnuß- bis Schwarzbraun.

Der Wintertyp sieht so aus, als sei er voller Power, noch verstärkt durch seine Farben, manchmal auch durch sie erst sichtbar.

Die Winter-Palette

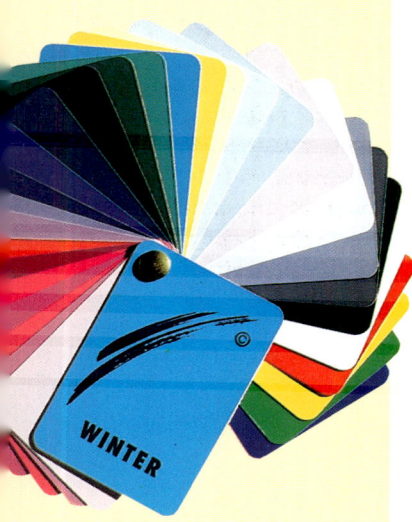

Das steht dem Winter besonders gut

Klare, kräftige Farben und solche mit blauem Unterton:
- Klares Rot und Blaurot,
- Flaschengrün und Blaugrün, Blautürkis,
- alle klaren Blau von hell bis dunkel,
- Blauviolett,
- Rosa, Pink, Magenta,
- alle klaren Grau,
- Zitronengelb im Kontrast mit einer dunklen Farbe,
- Schwarz und Weiß.

Grenzfarben

Gelb gewinnt durch Aufhellung mit Weiß den Charakter von Kühle und heißt dann Zitronengelb – die Grenzfarbe (Seite 74) des Winters. Natürlich ist es farbtheoretisch nicht wirklich kalt, es wirkt nur kühl.

Kombinationsfarben

Da der Winter fast alle Farben des Spektralbandes in seinem Farbenpaß findet, fehlen ihm zum Ausgleich nur Braun, Orange und Gold. Gold ist heilsam für das Herz und gibt dem Winter ein wenig »warme« Schwingung, die er ansonsten mit seinen Farben nicht bekommt (Seite 112).

Farben fürs Image

Die kräftigen Farben verleihen dem Wintertyp eine starke Präsenz. Er gilt daher oft als selbstbewußt und kraftvoll, auch wenn dies nicht ganz der Realität entspricht. Männer geraten mit den Farben leicht in die Ecke der Machos, Frauen in die des Vamps oder der Power-Frau.

Erinnern Sie sich an die starke Ausstrahlung, die die Winter-Frau Liz Taylor (nicht nur) in ihren Filmrollen hat. Als sie Virginia Woolf spielte, bleichte man ihr das Haar, färbte es braun und zog ihr verwaschene Farben an. Sofort wirkte sie um Jahre älter und verlor ihre Brillanz.

Eine starke Präsenz wird nicht von jedem willkommen geheißen. Besonders wenn ein Winter vor der Farbberatung favorisiert Beige und Brauntöne trug, führt die farbliche Veränderung zu einer »Neugeburt«, die einschneidende Folgen haben kann. Die kräftigen Farben fordern den Winter zur Auseinandersetzung mit seinem eigenen Kräftepotential heraus. Selbst in Grau und Schwarz sieht er attraktiv und »gewinnend« aus, was keinem anderen Farbtyp in dem Maße gelingt.

Aber auch der Winter hat innerhalb seiner Farbpalette die Möglichkeit, einem Bedürfnis nach Rückzug und seinem Anteil an Zartheit Ausdruck zu verleihen. Dazu kann er die sogenannten **Eisfarben** nutzen, die sich an der Grenze zum Weiß befinden, wie Eisblau, -rosa, -flieder, -türkis und -gelb. Trägt der Winter zwei oder drei dieser Farben zusammen, erzeugt er damit ein sehr lichtes und dezentes Erscheinungsbild. Auch die Kombination Bordeaux mit Grau wirkt zurückhaltend und steht dem Winter dennoch gut.

Passende Accessoires

Taschen und Schuhe

Schwarz paßt zu allen Winter-Farben und auch zu jeder Stilrichtung der Damen- und Herren-Garderobe. Weiß, Grau und Silber sind leichtere Farben der Palette, mit denen Frauen ebenfalls kombinieren können. Extravaganter wirken Accessoires in Rot, Blau, Grün oder Violett, womit Sie schwarzer Kleidung eine besondere Note geben.

Winterfarben werden wegen ihrer Klarheit, ihrer Energie und auch wegen ihrer »Kälte« als Businessfarben — besonders in Managerpositionen — bevorzugt. Wollen Sie Ihre Durchsetzungskraft verstärken, gelingt das am ehesten in den Winterfarben.

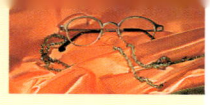

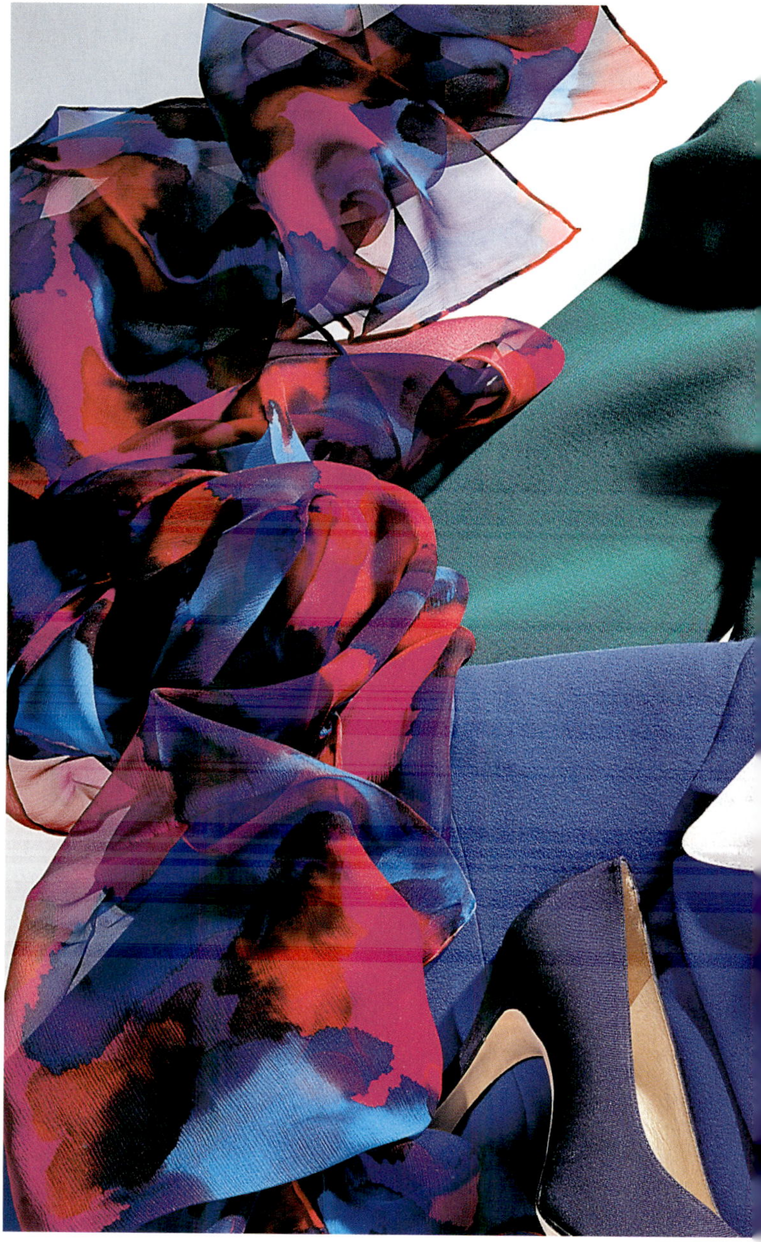

Das sind Idealfarben für den Wintertyp. Je stärker die Kontraste gesetzt werden, um so besser sieht der Winter darin aus. Die Farben stehen für Klarheit und Dominanz, ihr »kalter« Charakter schafft Distanz.

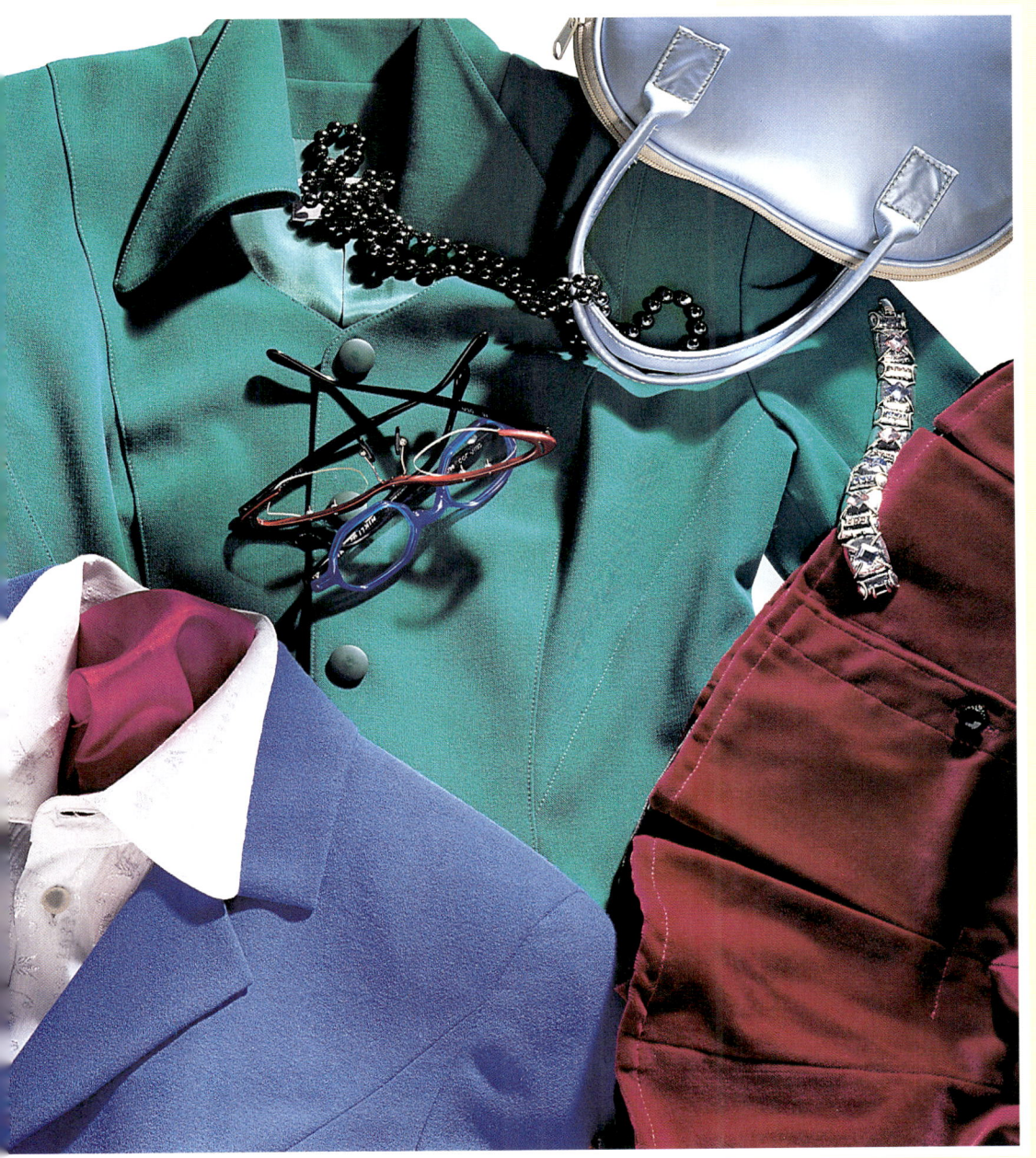

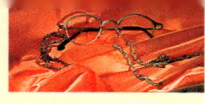

Hüte und Mützen

Wenn die Kopfbedeckung einen Kontrast zu Ihrem Haar bildet, wirkt beides um so stärker. Bleiben Sie aber bei den kühlen, blaugrundigen Farben.
Für Herren bietet sich der schwarze oder graue Hut an.

Brillen

Wenn Sie Mut haben, können Sie als Winter alles wagen.
Je extravaganter, desto selbstverständlicher wirken Sie darin. Die Gestelle können also ruhig auffällig, groß, bunt und sogar schwarz sein. Wählen Sie Metall, sollten Sie silberfarbiges nehmen.
Die Gläser dürfen keine gelbliche Tönung haben, blau und grau getöntes Glas dagegen sieht sehr gut aus.

Schmuck

Zu Wintern paßt fast alles, was extravagant und aufwendig ist. Das gilt natürlich auch für den Schmuck. Modeschmuck sieht – solange er stilvoll ist – bei Ihnen niemals billig aus.
Ihr Metall, das zu all Ihren Farben paßt, ist Silber, Platin und Weißgold. Zu den Farben Schwarz, Violett, Smaragdgrün und Blau können Sie allerdings auch hervorragend Goldschmuck tragen.
Eine der ältesten Schmuckfarben ist Gold mit Blau. Diesen Kontrast sollten auch Winter für sich nutzen.
Die Steine, die zu den Winter-Farben passen, sind Lapislazuli, Chrysokoll, Amethyst, Onyx, Hämatit und Türkis.

Bewegte Farbkombinationen wie Pink mit Flaschengrün oder Rot mit Violett kann sich nur der Wintertyp »leisten«. Und er sieht wirklich toll darin aus.

Die idealen Haarfarben

Idealfarben sind Dunkelbraun, Schwarz, Blauschwarz, Silbergrau, Silberweiß und dunkles Kirschrot.
Unbedingt vermeiden sollten Sie Färbungen in Gelbblond. Auch Strähnchen stehen den meisten Wintern nicht gut.
Die Winter sehen im Prozeß des Ergrauens besonders attraktiv aus. Allerdings beginnt dies für viele Winter schon mit Mitte Zwanzig, und wenn Sie sich dafür noch zu jung fühlen, können Sie Ihr Haar mit Dunkelbraun oder Schwarz durchsträhnen lassen. Damit retuschieren Sie den Prozeß des Ergrauens, ohne gleich komplett färben zu müssen.

Die idealen Schminkfarben

Die angegebenen Schminkfarben geben der Winter-Frau
ein dramatisches Aussehen und passen phantastisch zu
schwarzem Haar und einer starken persönlichen Präsenz.
Wenn Sie als Winter Ihre Natürlichkeit unterstreichen wollen, verwenden Sie Brauntöne im Augenbereich, ansonsten
jedoch kühle Farben.

Make-up für den Wintertyp

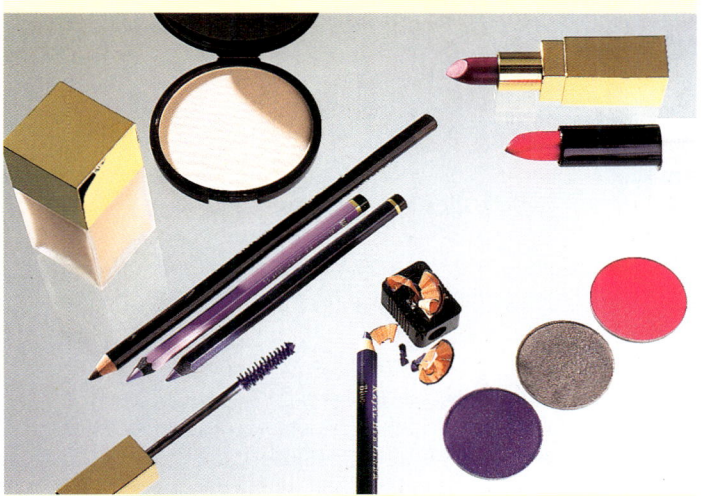

Image & Make-up:
Für die »Superfrau« und
»Sexuelle Präsenz« ist sowohl
heller als auch gebräunter
Teint richtig, mit blutrotem
oder magentafarbenem
Lippenstift, das Rouge in
Pflaume oder Magenta.
Zu »Seriosität« und »Dezenz«
paßt sandfarbener Teint mit
rötlichem Bräunungspuder
als Rouge, der Lippenstift in
einem gedeckten, dunklen
Rosa.

Make-up	Helles, kaltes Beige. Die meisten Wintertypen brauchen aber kein Make-up. Ihnen reicht Rouge oder Lippenstift.
Puder	Hell — kein warmer Ton!
Lidschatten	Kräftige, kühle Töne, wie alle Blau, Violett, Flieder, Blaugrün sowie Grau und Rosabraun.
Lidstrich	Schwarz, Grau, Dunkelblau, Violett und Dunkelbraun.
Mascara	Schwarz, Dunkelbraun, Nachtblau, Grau, Violett.
Rouge	Rosé, Pink, Pflaume, dunkles Magenta.
Lippenstift	Pink, Rosa, Himbeere, Blaurot, Brombeere, Pflaume.

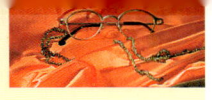

Der Mischtyp Sommer/ Winter

Dieser Mischtyp sieht meist wie ein Winter aus. Auffallend sind an ihm schmale Augenbrauen und daß seine Wimpern nicht so dicht und lang wachsen wie bei den meisten Wintern. Seine Haut sieht eher wie die des Sommers aus, und das Haar zeigt auch mit 40 Jahren noch keine Spur von Grau. Aber auch hier läßt sich keine feste Regel aufstellen; ob der vermeintliche Winter möglicherweise ein Mischtyp ist, kann letzlich nur die Analyse zeigen (Seite 68). Wenn Sie sich in Winter-Farben nicht wohlfühlen, so ist das kein Indiz dafür, daß Sie ein Mischtyp sind. Bei einer Analyse muß deutlich werden, daß Sie weder Schwarz noch Schneeweiß tragen können. Die klaren und kräftigen Winter-Farben sind zu stark und die besonders gepuderten des Sommers zu gedeckt. Ihre Palette befindet sich genau dazwischen. Außerdem stehen Ihnen dunkle, kühle Töne besser als helle Pastellfarben.

Dem Sommer/Winter-Mischtyp stehen ebenfalls die blaugrundigen Farben. Sie sind jedoch nicht so pudrig wie Sommer- und bei weitem nicht so kräftig wie Winter-Farben. Wie der Sommer, sollte auch der Mischtyp seine Palette mit hellen Energiefarben ausgleichen, weil seine Farben nicht besonders klar und zudem dunkel sind.

Das steht dem Mischtyp Sommer/Winter

Vorwiegend dunkle, blaugrundige Farben:
- Dunkles Bordeaux, Himbeerrot,
- Jeansblau, Dunkelblau,
- Blaugrün, Mint,
- Mittel- bis Dunkelgrau, Anthrazit,
- Flieder und besonders dunkles Violett, Aubergine.

Ihre Accessoire-Farben sollten sich am Winter orientieren. Das Ergrauen sieht bei den meisten Mischtypen nicht so attraktiv aus wie beim reinen Winter und könnte deshalb abgetönt werden. Bei hellem Haar sind die Schminkfarben des Sommers für Sie ideal, bei dunklem Haar meist die des Winters; dies sollten Sie einfach ausprobieren.

Die Heilkräfte der Farben nutzen

Farben wirken —
nicht nur durch die
Assoziationen, die sie
wecken, sondern jede
Farbe hat auch
eine ganz spezifische
heilende Wirkung
auf Körper und Seele.

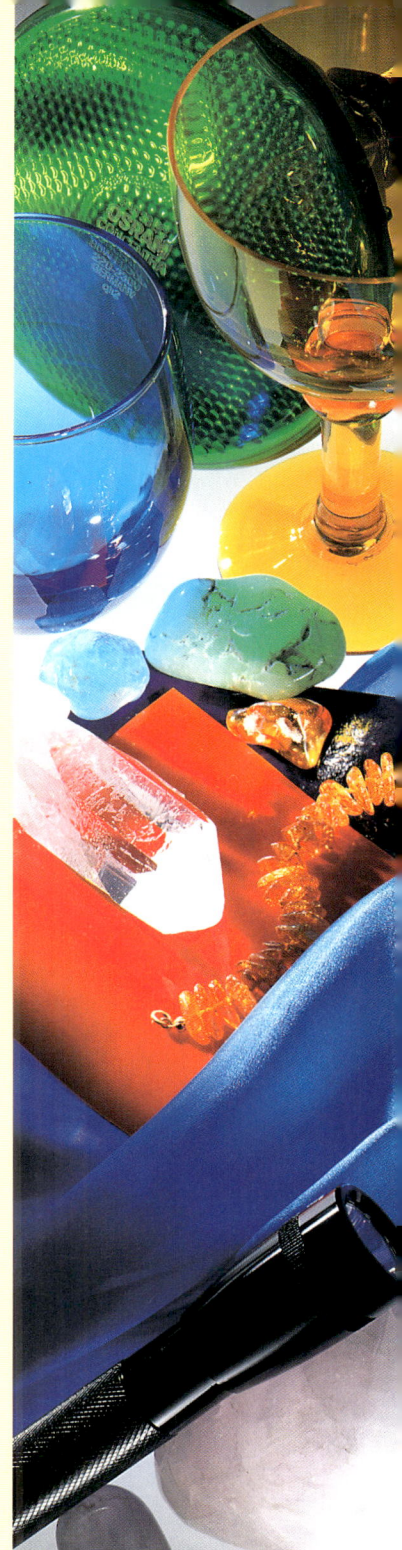

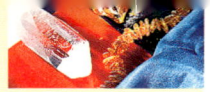

Heiler von gestern und morgen

Jahrtausendealte Erfahrungen über die Heilkräfte der Farben sind heute nahezu in Vergessenheit geraten. Dabei ist das Wissen um die Farben fast so alt wie die Farben selbst. Sie sind in ihrem Wesen sichtbares Licht der Sonne und deshalb ebenso lebenswichtig und heilsam wie das Sonnenlicht selbst.

Ein uraltes Wissen

Schon in Pyramidenmalereien finden sich Hinweise auf therapeutische Farbanwendungen. Die altchinesische Heilkunst der Akupunktur ist mit der Farbheilung verknüpft, ebenso die altindische Chakra-Lehre. Indianische Medizin-Männer und -Frauen setzen traditionell Farben für Zeremonien und Heilungsriten ein. In der Kabbala, der alten jüdischen Geheimlehre, findet sich eine direkte Verbindung der geistigen Kräfte des Menschen mit den Spektralfarben.

Der tiefblaue Edelstein Lapislazuli diente in alter Zeit der Herstellung von blauer Farbe. Diese Farbe war sehr kostbar und wurde zum Beispiel zum Bemalen von Königsgräbern verwendet. Zur Heilung von Krankheiten wurde der Körper mit blauer Farbe bemalt, oder man legte den Lapislazuli auf.

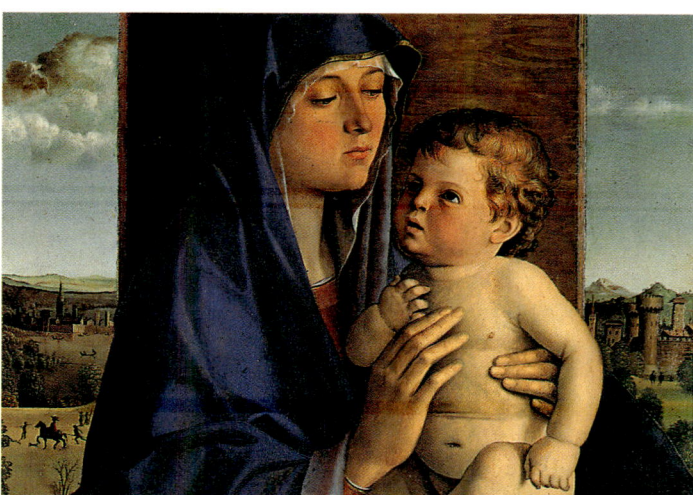

Früher war Blau Ausdruck größter Verbundenheit mit Gott.

Noch im vorigen Jahrhundert hatten Farben bei allen Riten, insbesondere den religiösen, eine hohe Bedeutung und Symbolkraft (siehe Buchtips Seite 152).

Blau galt als stärkster Ausdruck von Gottverbundenheit: Der Madonnen-Mantel ist meist in Blau gehalten, und in der bildlichen Darstellung ist häufig auch Jesus Christus mit Blau um- und durchstrahlt. Der tibetische Medizinbuddha wird ebenfalls in tiefem Blau dargestellt.

Rote Bänder und Tücher dienten als Liebeszauber und in vielen Kulturen als Schutz gegen Dämonen. Teilweise wurden sogar Kräuter speziell wegen ihrer Farbe gegen Leiden eingesetzt, wie die gelbe Kraft von Johanniskraut, Löwenzahn, Schlüssel- und Dotterblume gegen die Gelbsucht.

Moderne Farbheilverfahren

Glücklicherweise erfahren in den letzten Jahren durch die Entwicklung alternativer Heilmethoden auch die Heilkräfte der Farben ein Comeback. Ärzte und Heilpraktiker setzen inzwischen Farben bei vielen Erkrankungen erfolgreich therapeutisch ein.

Die bekanntesten Methoden möchte ich Ihnen hier kurz vorstellen; wenn Sie sich näher damit befassen wollen, finden Sie Buchempfehlungen auf Seite 152.

Nicht nur Ärzte und Heilpraktiker, auch Kosmetikerinnen setzen immer öfter farbiges Licht ein. Sie lindern damit Hautprobleme und unterstützen Entspannung und Regeneration der Behandelten.

● Der wohl berühmteste und erfolgreichste indische Farbheiler war Dinshah Ghadiali (1873-1966), ein naturwissenschaftlich umfassend ausgebildeter Forscher. Er entwickelte eine Methode, die seit den 20er Jahren zur Heilung angewendet wird. Seine »Dinshah-Spectro-Chrom-Zwölf-Farben-Therapie« arbeitet mit der Bestrahlung des Körpers in genau definierten Farben mit speziellen Lampen und Folien. Wer die Methode anwenden will, sollte sich unbedingt an das Buch von Dinshahs Sohn Darius halten.

● Der amerikanische Augenarzt Dr. Jacob Liberman gilt ebenfalls international als Kapazität auf dem Gebiet der Licht- und Farbtherapie. Er hat in seiner Praxis Tausende von Patienten erfolgreich mit Farbbestrahlung behandelt. Bei seiner Arbeit »öffnet er den Menschen die Augen«, so daß sie die Hintergründe ihrer Sehstörung erkennen können. »Eyesight« (Sehkraft) ist nur durch »Insight« (Einsicht) zu erlangen, wozu er seinen Patienten mit Farben

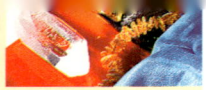
und Übungen verhelfen will. Neuerdings bildet er auch Mediziner und Optiker in seiner Farb- und Lichttherapie aus.

● Ebenfalls ein Pionier auf dem Gebiet der Farbheilung ist Theo Gimbel, ein Österreicher, der in England sein Licht-Institut gegründet hat. Er entwickelte ein Farblichtgerät, das zusätzlich zum farbigen Licht auch über das Symbol beziehungsweise die Form wirkt, die er für jede der Spektralfarben herausgefunden hat. In England wurden Kinderspielplätze mit seinen Farbformen bestückt, um Kindern das Wesen der Farben näherzubringen und sie gleichzeitig deren heilende Wirkung erleben zu lassen. Er bildet schon seit vielen Jahren Farbtherapeuten und -behandler aus, die inzwischen selbst Bücher über ihre Erfahrungen mit Farben veröffentlicht haben.

● Die Farbpunktur von Peter Mandel verbindet die Erkenntnisse der Farb- und Lichttherapie mit denen der Akupunkturlehre. Die Farbschwingung wird mit einem speziellen Leuchtstift auf den jeweiligen Akupunkturpunkt aufgebracht und über das Meridiansystem an die einzelnen Zellen weitergeleitet. Die Methode ist sehr erfolgreich, setzt jedoch unbedingt ausreichende Kenntnis über unser Meridiansystem voraus.

Unterschiedliche Systeme – eine Wirkung

Jeder der Therapeuten, die sich um die Wirkung von Licht- und Farb-Energien bemühten, hat sein eigenes System entwickelt, das auf seinen jeweiligen praktischen Erfahrungen und Beobachtungen beruht. Wollen wir die Erkenntnisse der Farbheilung anwenden, dürfen wir die Systeme nicht untereinander mischen.

Wir können zum Beispiel nicht die Chakra-Farben (siehe Seite 115) für das chinesische Heilsystem der Meridiane verwenden, mit dem Peter Mandel arbeitet. Beide Systeme nutzen unterschiedliche Farben für das gleiche Organ und beide sind erfolgreich – aber nur, solange sie innerhalb ihres Systems bleiben. Wir können auch nicht die Folien von Dinshah mit den Lampen von Gimbel verwenden oder umgekehrt. Indianische Heilfarben unterscheiden sich wiederum von diesen Farbsystemen, weil sie sich auf die Monde, die Medizin der Tiere und das Medizinrad beziehen.

**»Das Erleben der Farben ist eines der ganz besonderen Privilegien, die wir auf diesem unserem Planeten genießen können.«
Theo Gimbel**

Niemand kann letztlich sagen, warum jedes der Farblicht-
therapie-Systeme Heilerfolge erzielt, denn wir wissen noch
viel zu wenig über das gesamte Spektrum der Farbwirkun-
gen und ihre ganzheitlichen Zusammenhänge.

Farben wirken auf den Körper

Wir wissen nur, daß unsere Zellen offenbar so etwas wie
Farbrezeptoren haben, die – genau wie unsere Augen – auf
die Farben Rot, Blau und Grün reagieren. Aus diesen drei
Farben können alle anderen Farben gebildet werden.
Die Körperregion oder das Organ, das beispielsweise die
Farbe Rot zur Anregung gerade dringend braucht, gibt den
Zellen das Kommando zur verstärkten Aufnahme der roten
Schwingung. Die rote Energie wird über die elektrischen
Impulse, die das Licht im Auge und im Gehirn verursacht
hat, dem entsprechenden Organ direkt zugeführt.
Benötigen wir beruhigenden Einfluß, leiten die Zellen die
Schwingung der Farbe Blau in den Bereich oder den ge-
samten Organismus, der Ruhe braucht. Ein geringer Anteil
wird auch über die Haut aufgenommen. Dies geschieht mit
jeder anderen Farbe, die wir ansehen oder mit der wir uns
umgeben, in der gleichen Art und Weise.
Die Schwingung der Farbe stimmt die Eigenschwingung
der Zellen auf die neue, heilsame Frequenz um.
Haben wir unser Bewußtsein für diesen Prozeß sensibilisiert, suchen wir förmlich danach, insbesondere Dinge in
jenen Farben anzusehen, die von unserem Organismus
gebraucht werden.
Wenn Sie sich in einer Runde mit Personen befinden, die
unterschiedliche Farben tragen, können Sie dies sehr schön
nachvollziehen. Menschen in Kleidung mit den Farben, die
Ihnen guttun, werden Sie intuitiv wesentlich häufiger anschauen als diejenigen, die beispielsweise Grau oder
Schlammfarben tragen.

Die Chakra-Farben

Meine eigene Beschäftigung mit Farben, mit ihrer Wirkung
und Anwendung, führte mich zur altindischen Chakra-
Lehre. Die Beschreibungen der ganzheitlichen Heilwirkung
von Farben in diesem Buch basieren auf dieser jahrtausen-

**Baden in Farben und Klang –
das ist im Schwimmbecken
der Kurklinik Bad Sulza im
Thüringer Wald möglich.
Micky Reman entwickelte dort
sein »Liquid Sound«, eine
Verbindung von Unterwasser-
Klang mit Farblicht-Effekten.**

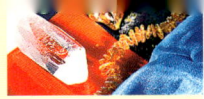

dealten Lehre und auf meinen persönlichen Erfahrungen mit zahlreichen Klienten, die diese Lehre in ihrer Gültigkeit immer wieder bestätigt haben.

Chakra heißt so viel wie Licht- oder Energierad. Die Energieräder versorgen Körper und Geist mit Lebensenergie (indisch: Prana). Man geht zumeist von sieben Hauptchakras aus. Die alten Zeichnungen zeigen sie wie Lichtblumen, die scheinbar aus dem Rumpf das menschlichen Körpers herausstrahlen. Der Sitz des ersten, des Wurzel-Chakras, ist im Genitalbereich, das siebente und letzte befindet sich wie ein kleine Krone auf unserem Kopf.

Jedem Chakra wird eine Farbe des Regenbogens zugeordnet, die seine energetische Versorgung unterstützt. Man spricht dabei jeder Farbe ein bestimmtes »Wesen« mit eigenen Aussagen zu, wie beispielsweise Rot neben anderem die Aussage der Kraft und Verwurzelung, Blau die der Kommunikation. Deshalb ist Rot die Farbe des roten Körperbereichs (Genitalbereich), der gleichzeitig die Quelle unserer Kraft ist; Blau ist die Farbe für das Hals-Chakra, das gleichzeitig für Kommunikation steht. In meinem Buch »Das Arbeitsbuch zur richtigen Farbentscheidung« (Buchtips Seite 152) gehe ich auf dieses Thema sehr ausführlich ein.

Chakras, Farben und Körperfunktionen

Westliche Mediziner haben herausgefunden, daß die Chakras mit unserem Drüsensystem verbunden sind.

Jede der Drüsen hat innerhalb unseres Körpersystems bestimmte Aufgaben. Sie produzieren Hormone und regeln unsere Organfunktionen. Die Drüsen befinden sich jeweils in der Nähe der Organe, die sie maßgeblich dirigieren.

Jede Drüse ist mit einem Chakra verbunden und jedes Chakra mit einer Farbe. Jede der Farben hat über Chakra und Drüse Einfluß auf die Organe, die zu diesem Bereich gehören.

● Die Drüsen des Genitalbereichs werden Fortpflanzungsdrüsen genannt. Bei Frauen sind es die Gebärmutter und die Bartholinischen Drüsen am Vaginaleingang. Die Gebärmutter regelt den weiblichen Zyklus mit den Hormonen Gestagen und Östrogen, letzteres bestimmt auch die »weiblichen Formen« mit. Die Bartholinischen Drüsen bilden die

Chakras versorgen Körper und Geist mit Lebensenergie. Ist eines der Chakras durch Blockaden für lange Zeit energetisch unterversorgt, kann das zu organischen Beschwerden in seinem Bereich führen. Führen wir dem untersten, dem Basis-Chakra, mit der Farbe Rot gesteigert Energie zu, versorgt dieses die oberen Chakras zum Teil mit.

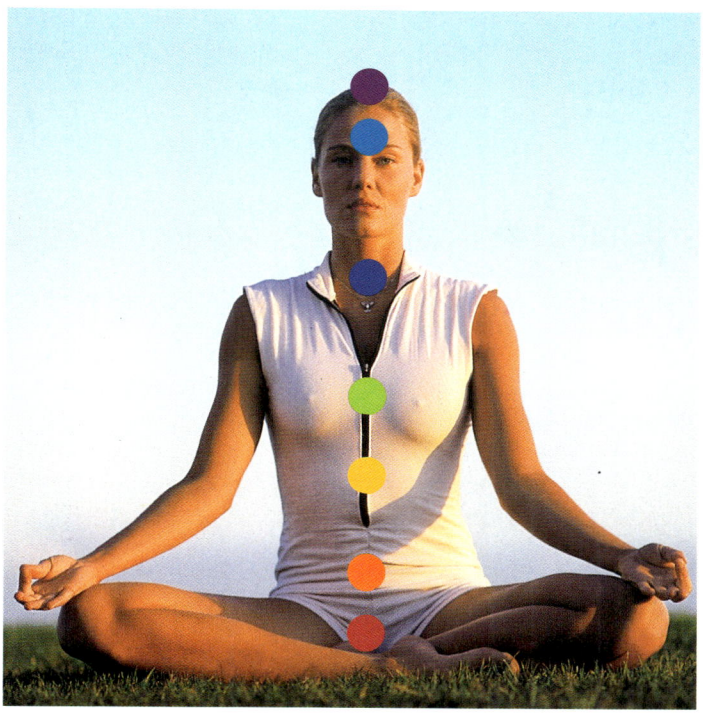

Die Lage der sieben Chakras und ihre Farbentsprechungen.

Sekrete bei sexueller Erregung. Bei Männern sind die Drüsen des Genitalbereichs die Hoden; mit dem Hormon Testosteron beeinflussen sie die Samenbildung sowie die Geschlechtsmerkmale des Mannes. Das Chakra des Genitalbereichs wird **Wurzel-** oder **Basis-Chakra** genannt. Rot ist die Farbe, die diesem Chakra sowie dem gesamten Genitalbereich zugeordnet wird.

● Eine Handbreit darüber liegt das **Sakral-Chakra** mit den Nebennierendrüsen. Diese Drüsen haben zusammen mit der Nebennierenrinde und dem Nebennierenmark die Aufgabe, den Mineralhaushalt und in gewissem Maße auch den Stoffwechsel zu organisieren. Das Nebennierenmark tritt mit seiner Hormonausschüttung in besondere Aktion bei Streß und Schock: Adrenalin regt zur Leistung an – ebenso wie die Farbe Orange, die dem Sakral-Chakra zugeordnet wird.

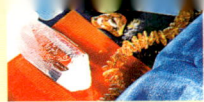

● In der Magengegend befindet sich das **Solarplexus-Chakra** mit der Bauchspeicheldrüse (Pankreas) und der Farbe Gelb. Diese Drüse produziert die Verdauungssäfte, so wie auch Gelb eine verdauungsanregende Farbe ist.

● Dem **Herz-Chakra** wird oft die Thymusdrüse zugeordnet, was meiner Auffassung widerspricht: Die Thymusdrüse ist mit der Abwehr von »Angreifern« beschäftigt und stabilisiert so unser Immunsystem; das Herz-Chakra hingegen ist Ausdruck von Annahme und Zuneigung, also das Gegenteil von Abwehr. Das Herz gilt seit alters als Symbol der Liebe. Wir können nur »mit dem Herzen« lieben und sollten auch mit ihm denken und handeln. Wenn wir von Gefühlen und Gedanken der Liebe erfüllt sind, können wir am Herzen nicht erkranken. Das Herz-Chakra ist mit Grün, der Farbe der Harmonie, verbunden. Zur Heilung des Organs und als Ausdruck uneingeschränkter, bedingungsloser Liebe dient uns auch ein zartes Rosa (wie das des Rosenquarzes).

● Dem **Hals-** oder **Kehl-Chakra** sind die Schilddrüsen zugeordnet. Sie sind für die Nahrungsverwertung zuständig und insbesondere für die Regelung des Kalzium- und Phosphorhaushaltes. Die Farbe für das Hals-Chakra ist Blau, das auch als Farbe der Kommunikation (Sprache) gilt.

● Das **Stirn-Chakra** kennen viele unter dem Begriff »Drittes Auge«. Es befindet sich auch tatsächlich zwischen unseren beiden Augen, in der Höhe der Augenbrauen. Inderinnen malen sich an dieser Stelle einen Punkt. Das »Dritte Auge« ist mit der Hypophyse und dem Hypothalamus verbunden, die als »Meisterdrüsen« einen Großteil unserer Körperfunktionen regeln (Seite 27). Diesem Chakra wird die Farbe Indigo zugeordnet, die als älteste Farbe der Heilung gilt. Davon zeugen Pyramidenzeichnungen ebenso wie die frühe Verwendung des tiefblauen Lapislazuli als Heilstein (Seite 112) und der tibetische Medizin-Buddha, der im gleichen tiefen Blau erstrahlt.

● Das **Scheitel-** oder **Kronen-Chakra** ist mit der höchsten Meisterdrüse, der Epiphyse, verbunden, die unseren Wach- und Schlafrhythmus sowie psychosomatische Vorgänge beeinflußt. Ihr wird Violett zugeordnet, das die Verbindung zwischen Blau (oben) und Rot (unten) schafft und die Polarität – kalt/blau und warm/rot – aufhebt.

Eine amerikanische Forschergruppe der Harvard Medical School in Boston fand heraus, daß es neben der Netzhaut ein weiteres unabhängiges System der Lichtwahrnehmung geben muß; denn auch blinde Menschen reagierten bei Versuchen auf starkes Licht. Spirituelle Naturwissenschaftler sprechen von den Meisterdrüsen oder dem »Dritten Auge« als unserem Lichttor.

Heilung geschieht ganzheitlich

Die Chakra-Lehre geht von der Einheit von Körper, Geist und Seele aus. Demnach geschieht Heilung nicht ausschließlich auf der körperlichen Ebene.

Mit unserem Verständnis von Krankheit und Gesundheit schieben wir oft jede Eigenverantwortung von uns und übergeben uns dem Wirken der Medizin und Pharmazie. Dabei lassen wir völlig außer acht, daß uns nicht ausschließlich die Anwendung von Medikamenten oder der Besuch bei Therapeuten heilt.

Wirkliche »Heilung« bedeutet für mich, daß wir uns eine bestimmte Geisteshaltung und Lebensart aneignen müssen: Die Natur und wir selbst – als Teil der Natur – sind die wirkungsvollsten Heiler gegen unsere eigenen Schmerzen, Blockaden, Zweifel und Stagnationen.

Wenn wir dieses Bewußtsein entwickeln, bevor uns eine Krankheit alle Kräfte geraubt hat, haben wir die Chance, mit ihr anders umzugehen. Im Grunde ist Krankheit eine »Mahnung« unseres Körpers, besser auf uns zu achten, liebevoller mit uns selbst umzugehen, ein paar Dinge vielleicht anders zu machen, als wir es gewohnt sind.

Haben wir erst einmal zugelassen, daß sich Krankheiten in uns breitmachen, kann es durchaus sinnvoll und auch notwendig sein, die Behandlung eines Therapeuten zu nutzen. In jedem Fall befürworte ich, medizinischen Rat einzuholen. Zugleich jedoch können wir uns Beschwerden, wie Krankheiten und Schmerzen, auch einmal daraufhin ansehen, ob etwas in unserem Leben nicht harmonisch verläuft und also Hintergrund unserer Beschwerden sein könnte.

Denn wenn wir nur das Symptom behandeln, ohne uns seiner Ursachen bewußt zu werden, wird das eine Symptom bald durch ein anderes abgelöst.

Geben Sie nicht die eigene Sorgfaltspflicht für Ihre Situation und körperliche Verfassung ab. Die Farben können Ihnen dabei helfen und Heilungsprozesse unterstützen.

Farberfahrung als Medizin

Mit Farben als »Medizin« zu arbeiten, ist für jeden einfach und besonders kostengünstig, weil sie überall um uns herum existieren. Sich mit Farben auseinanderzusetzen und

Vergessen Sie nicht: Der größte Heiler für Sie selbst können nur Sie selbst sein. Jegliche Behandlung von außen kann immer nur eine Hilfestellung sein, den wahren Helfer in sich zu aktivieren.

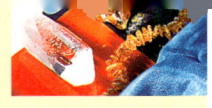
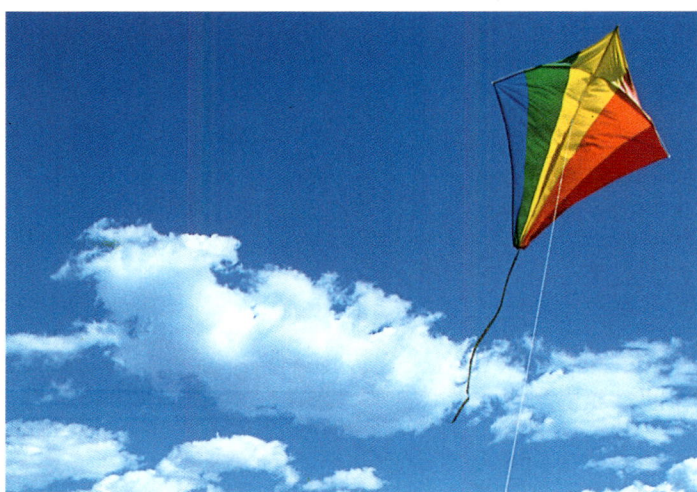

Das Blau des Himmels vermittelt Ihnen schnell die notwendige innere Ruhe, wenn Sie in Streß geraten.

Der von mir verwandte Heilungsbegriff bezieht sich vornehmlich auf den präventiven Einsatz von Farben. Meine Empfehlungen ersetzen nicht die Diagnose und Behandlung durch Mediziner (siehe auch Seite 125).

sie in ihrer Wirkung bewußt zu erleben, bedeutet schon, ihre Heilkräfte zu nutzen.

Solche Farberfahrungen können Sie auf ganz einfache Weise machen. Das eine oder andere tun Sie vielleicht schon, ohne zu wissen, daß es die Farben sind, die Sie für Ihr Wohlbefinden einsetzen.

Wenn Sie beispielsweise morgens ein Glas Orangensaft »brauchen«, ist es maßgeblich die Assoziation zu der Farbe Orange und nicht unbedingt das Vitamin C, das Sie aktiviert.

Wenn Ihnen nur in Ihren roten Schuhen die Füße nicht kalt werden, dann deshalb, weil die Farbe Rot Ihren Blutdruck anregt und Sie somit warme Füße bekommen.

Wenn Sie festgestellt haben sollten, daß Sie von einer wohltuenden Ruhe erfüllt werden, wenn Sie eine Zeitlang in den blauen Himmel geschaut haben, so liegt das im wesentlichen an dem klaren Blau. Menschen, die in den oberen Etagen von Wolkenkratzern arbeiten oder wohnen, geht es – sofern sie öfter hinausschauen – besser als denen, die weiter unten aus dem Fenster nur eine Häuserwand sehen.

Beschwerden lindern mit Farben

Bestimmte Farben wirken auf bestimmte Körperteile und Organe, einige beeinflussen ganz besonders auch die Psyche. Jeder kann dieses Wissen praktisch anwenden – zur Vorbeugung und Linderung vieler Beschwerden.

Praktische Anwendungen

Es gibt verschiedene Möglichkeiten, Farben als »Medizin« einzusetzen. Die therapeutische Farblichtbestrahlung sollte nur von Heilpraktikern und Ärzten durchgeführt werden. Aber mit farbigen Tüchern, Farbfolien, farbigem Glas und farbigen Glühbirnen können Sie selbst viel für Ihre Gesundheit tun.

Tücher aus naturgefärbter Seide

Farbige Kleidung zu tragen, ist die einfachste Art, »Ihre« Heilfarben im Alltag anzuwenden. Farbige Seide – zum Beispiel als Halstuch – ist optimal, um Farbe über Stoff aufzunehmen, denn Seide wird unter den Stoffen als der stärkste »Leiter« von Heilenergien angesehen.

Die Farben, die wir zur Heilung nutzen können, konkurrieren allerdings manchmal mit den Farben der Farbtyp-Palette. Das heißt, wenn Sie Halsschmerzen haben, empfehle ich, ein blaues Tuch zu tragen. Wenn Sie nun aber ein Frühling oder Herbst sind, wissen Sie, daß Blau eine Ihrer Anti-Farben ist und Ihnen somit nicht steht. Nun, dann müssen Sie sich entscheiden. Mit einem blauen Tuch um den Hals sehen Sie als Frühling oder Herbst sicher nicht optimal aus. Wenn es jedoch Ihre Beschwerden lindert, sollten Sie es tragen.

In den meisten Fällen können Sie die Farben, die Ihnen nicht stehen, deren Heilenergie Sie aber anwenden wollen, am Unterkörper als Hose oder Rock tragen.

Optimal ist es allerdings, die Heilfarbe so lang und oft wie möglich mit den Augen aufzunehmen, also in Augennähe als Oberteil oder Halstuch zu tragen.

Farbige Seidentücher zur Behandlung sollten naturgefärbt sein. Am besten ist pestizidfrei hergestellte Naturseide, die mit natürlichen Färbemitteln gefärbt und mit Enzymen fixiert wurde. Diese ist noch besser geeignet, Heilenergie zu transportieren. Wenn Sie Naturfarben selbst herstellen wollen: Einen Buchtip finden Sie auf Seite 153.

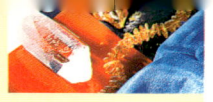

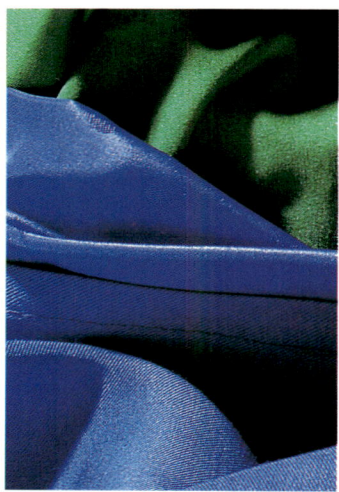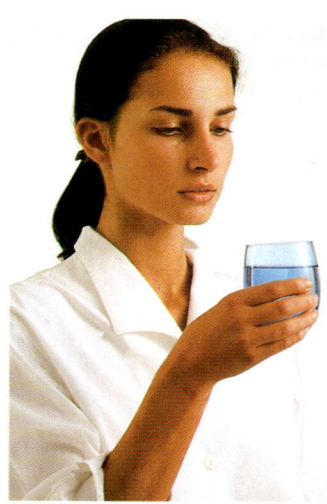

Farbige Seidentücher und Trinkgläser sind einfache Mittel, sich bei Beschwerden mit Farben zu behandeln.

Eine Brille mit roten Gläsern (vom Optiker) wirkt Wunder an trüben Tagen und bei depressiver Stimmung. Sofort wird die Hormonproduktion angeregt, und man fühlt sich entspannter. Aber auf keinen Fall länger als 10 Minuten aufsetzen!

Farbiges Glas

Trinken Sie Mineralwasser aus Gläsern mit der Farbe, die Sie gerade brauchen; auf diese Weise nehmen Sie mit dem Wasser auch gleichzeitig die Farbe des Glases auf.

Sie können ein Trinkglas oder eine farbige Glasscheibe auch gegen die Sonne oder eine andere Lichtquelle halten und für eine bestimmte Zeit durchsehen oder die Glasscheibe auflegen, wie bei den Farbfolien (unten) beschrieben. Genauere Hinweise zur Anwendung bei speziellen Beschwerden finden Sie ab Seite 127.

Mundgeblasenes Fensterglas in Spektralfarben gewährleistet wegen seiner sehr dichten Farbpigmente am ehesten, daß die Farbe ihre heilkäftige Schwingung auch bei starkem Lampenlicht (etwa 150 Watt) erreicht.

Farbfolien

Sie können anstelle von Glas angewendet werden und sind praktischer in der Handhabung. Sehen Sie ebenfalls durch sie hindurch, oder legen Sie sich die Folie auf: Wenn Sie beispielsweise Ihren Magen mit Gelb bestrahlen wollen, legen Sie die Folie auf den Magen und richten darauf eine Taschenlampe, im Abstand von etwa 10 cm; so wirkt die gelbe Farbe auf die Magenregion. Dies kann Ihre eigene kleine »Farbbestrahlung« sein.

Entsprechende Farbfolien wurden von mir entwickelt. Sie sind in den Farben Magenta, Violett, Indigo, Blau, Türkis, Grün, Gelb, Orange und Rot erhältlich (Bezugsadresse siehe Seite 153). Jede entspricht genau dem Nanometer-Bereich (Seite 32), in dem diese Farbe »rein« und damit am heilkräftigsten ist.

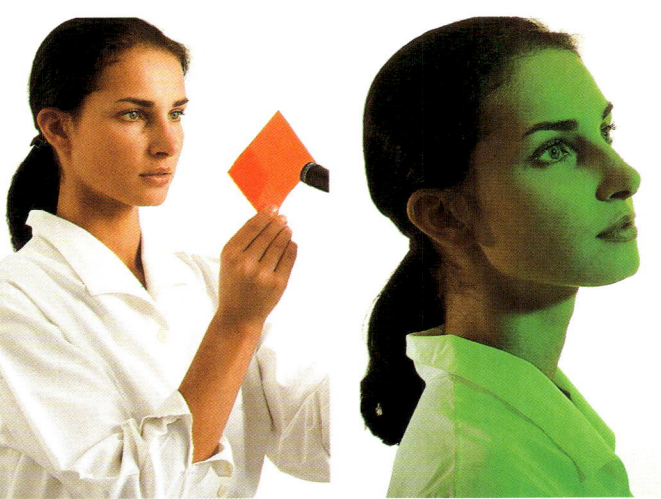

Die Behandlung mit farbigem Licht ist besonders intensiv. Bestrahlen Sie sich deshalb nie länger als 10 Minuten!

Farbige Glühbirnen

Farbige Glühbirnen erhalten Sie in jedem großen Elektro-handel. Sie schrauben sie einfach in Ihre Lampe und halten sich in dem Raum unter diesem farbigen Licht für eine bestimmte Zeit auf, die bei den einzelnen Farbanwendun-gen angegeben ist (ab Seite 127). Je höher die Wattzahl, desto intensiver die Wirkung – 100 bis 150 Watt bieten gute Farbqualität.

Achten Sie darauf, daß Ihre Lampe solche Glühbirnen mit großer Watt-Zahl »verkraftet«.

Hatten Sie schon einmal die Gelegenheit, eine Farb-Sauna zu besuchen? Während eines Sauna-Durchgangs ist der Raum mit nacheinander wechselnden Spektralfarben ausgefüllt. So wird der gesamte Organismus und das Drüsensystem mit den ent-sprechenden Farben energetisch aufgeladen. Alle Hautzellen sind in der Sauna geöffnet und für die Aufnahme heilender Ener-gien eingestimmt, weil Sie sich selbst in einem starken Entspannungszustand befinden.

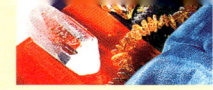
Heilende Edelsteine

Auf den folgenden Seiten empfehle ich auch Edelsteine als Heilmittel. Hier näher auf die Wirkweise und vielseitige Anwendung der Edelsteine einzugehen, würde den Rahmen des Buches sprengen. Für den, der sich mehr damit befassen will, nenne ich auf Seite 152 einige Bücher, die weiterhelfen.

Ich möchte Sie mit den Hinweisen auf die Steine einfach anregen, den Versuch zu »wagen« und eigene Erfahrungen mit der Kraft der Edelsteine zu machen — denn nichts ist überzeugender. Grundsätzlich sollten Sie wissen:

● Das energetische Potential von Edelsteinen ist unglaublich hoch. Sie wirken zwar auch über ihre Farbschwingung, weit stärker jedoch über ihr eigenes Schwingungsfeld, das farbunabhängig ist. Es gibt deshalb auch schwarze oder farblose Steine wie den schwarzen Turmalin oder den durchsichtigen Bergkristall, die eine große Wirkung auf Körper und Geist haben.

● Neu erworbene Edelsteine (Mineralien) sollten Sie immer reinigen, um sie von fremden Energien zu befreien. Legen Sie die Steine für etwa eine Stunde in eine Schüssel aus Glas, gefüllt mit Wasser und etwas Meersalz. Danach halten Sie die Steine im Waschbecken unter fließendes kaltes (!) Wasser und trocknen sie auf einem frischen Handtuch. Haben Sie das Empfinden, daß diese Reinigung noch nicht ausreicht, graben Sie die Steine für drei Tage in die Erde einer Lieblingspflanze oder im Garten ein. Danach waschen Sie sie kurz ab und legen sie einen Tag lang in die Sonne (Tageslicht).

Im Bild von rechts nach links: Bergkristall, Chrysopras, Karneol, Bernstein, Lapislazuli, Tigerauge, Türkis, Rosenquarz. Das energetische Potential von Edelsteinen ist unglaublich hoch. Mehr noch als durch ihre Farben wirken sie über ihre starke elektromagnetische Schwingung.

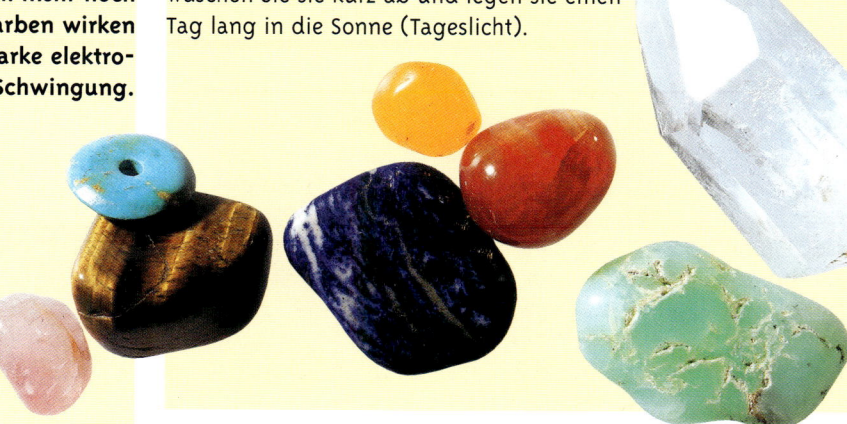

Selbstbehandlung hat ihre Grenzen

Die therapeutische Anwendung von Farben zur Behandlung akuter Beschwerden erfordet viel Wissen und Erfahrung. Im Rahmen einer Selbstbehandlung sollten Farben deshalb nur vorbeugend und zur Linderung von Alltagsbeschwerden eingesetzt werden.

Wichtiger Hinweis
Bei akuten oder chronischen Beschwerden suchen Sie bitte immer ärztlichen oder heilpraktischen Rat! Klären Sie mit Ihrem Therapeuten oder Ihrer Therapeutin, ob eine Selbstbehandlung mit Farben für Ihren Gesundheitszustand unbedenklich ist. Bei Unklarheit führen Sie die Behandlung bitte nicht durch. Halten Sie sich außerdem sorgfältig an meine Anleitungen und die Hinweise.

Die Heilfarben und ihre Wirkung

Auf den folgenden Seiten sind alle Heilfarben mit ihren spezifischen Wirkungsbereichen beschrieben. Entsprechend der Chakra-Lehre wurden sie bestimmten Körperregionen und Organen zugeordnet (Seite 116). Deshalb spreche ich vom »roten« oder »blauen« Bereich und meine damit die Körperregion, die dieser Farbe entspricht und mit ihr behandelt werden kann.

Jede dieser Farben wirkt auf der ganzheitlichen Ebene. Das bedeutet, daß wir sie direkt bei organischen Beschwerden anwenden können und daß sie darüber hinaus auch psychische Prozesse anregen.

Besonders tiefgreifend ist die Wirkung von Farben, die wir ablehnen: Sich mit solchen Farben zu versöhnen, ist ein wichtiger seelischer Prozeß (Seite 22).

Den größten Einfluß auf unseren Organismus haben die klaren, reinen Farben des Spektralbandes (Seite 32): das reine, kräftige Rot, Orange, Sonnengelb, Blattgrün, Blautürkis, Mittelblau und Indigo. Aber auch einige Farben, die sich außerhalb des Spektralbandes befinden, besitzen große Heilkraft: Gold, Rosa und Apfelgrün.

Stärkeren Einfluß auf unsere Psyche als auf den Organismus haben Violett, Magenta, Silber, Braun und zartes Lila.

Farben, die eine heilkräftige Wirkung haben, sind immer klare, reine, leuchtende Farben. Je gedeckter oder zarter sie sind (durch Mischung mit Grau oder Weiß), um so weniger wirksam sind sie für therapeutische Zwecke.

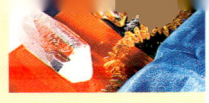
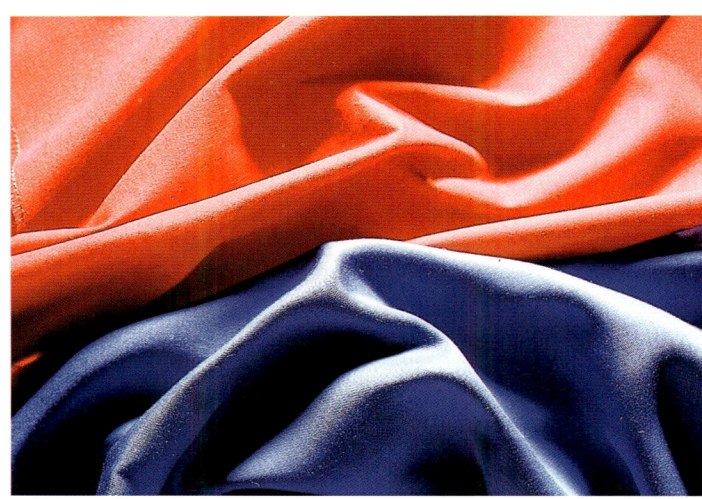

Energiefarben mit starker Heilwirkung: Rot und Blau.

Sonderfall Rot und Blau

Bei körperlichen Leiden können wir davon ausgehen, daß Energien entweder stark reduziert sind oder sich im Übermaß stauen. Im einen Fall ist der Körper unterversorgt, im anderen »entzündet«. Tatsächlich zielen fast alle organischen Beschwerden in eine dieser zwei entgegengesetzten Richtungen. Schmerzen entstehen meist durch gestaute Energien, die wieder zum Fließen gebracht werden müssen. Geschwächten Organen dagegen muß Energie zugeführt werden. Es geht immer darum, wieder einen harmonischen Ausgleich herzustellen. Den Farben Rot und Blau kommt dabei eine besondere Bedeutung zu.

● Rot (++): Als Farbe der Energie führt Rot dem behandelten Bereich Energie zu.

● Blau (- -): Als Farbe der Ruhe beruhigt Blau das Organ und gleicht den Energiestau aus.

Eine Blasenentzündung beispielsweise liegt im »roten Bereich« (Seite 132). Sie ist aber im akuten, entzündeten Zustand mit Blau zu behandeln. Ist die Entzündung abgeklungen, kann als Langzeittherapie Rot angewendet werden.

Mit den beiden Farben treffen zwei extreme Gegensätze aufeinander: Rot ist heiß und antreibend – Blau ist kalt und beruhigend. Die Behandlung mit Rot und Blau ist besonders intensiv, die Gefühle bei der Wahrnehmung dieser Farben sind besonders stark.

Violett – die Psyche

Violett wirkt konzentrationsfördernd. Außerdem zügelt es den Appetit. Nach Trennungen hilft es, aufkommende Identitätsprobleme zu lindern.

● Tragen Sie die Farbe als Kleidungsstück.

● Bei Konzentrationsproblemen wirkt ein violetter Amethyst Wunder, den Sie sich auf den Schreibtisch stellen können.

● Zartes Violett – wie Flieder und Lila – im Wohnraum hebt den Geist und die Gefühle auf eine sensiblere Ebene mit feineren Schwingungen. Menschen, die diese Farbe tragen, wirken zarter, und es macht sie tatsächlich auch sensibler. Bei Farbbestrahlungen – die nur von Therapeuten angewendet werden dürfen – wird Violett eine große Wirkung eingeräumt, weil dieses Licht tief in die Hautschichten eindringen kann; man behandelt Tränensäcke, Besenreiser, Cellulite und Lymphstauungen mit violettem Licht.

Indigo und Mittelblau – der Kopf

Blau wirkt »kühlend«, beruhigend, energieausgleichend und schmerzlindernd.

● Es kühlt auch »hitzige Gedanken« und Aggressivität. Wenn Sie aufgeregt, nervös oder aufgebracht sind, können Sie zur Beruhigung etwas Blaues am Oberkörper tragen. Bei einem erwarteten Streitgespräch beruhigt Ihre blaue Oberbekleidung auch Ihr Gegenüber. Ist Blau für Sie nicht farbtypgerecht, dann können Sie die Farbe immerhin am Unterkörper tragen.

● Um die Nerven zu beruhigen, legen Sie für etwa 7 bis 10 Minuten ein royalblaues Seidentuch über Kopf und Gesicht, am besten mit offenen Augen.

● Sollten Sie hohen Blutdruck haben, wird er dadurch gesenkt.

● Zahn-, Kopf- oder Ohrenschmerzen können Sie ebenfalls mit einem Seidentuch behandeln. Je stärker die Schmerzen sind, desto dunkler sollte das Blau sein.

● Gegen starke Kopfschmerzen und teilweise sogar gegen Migräne hilft eine fast undurchsichtige Farbfolie in der Farbe Indigo. Sie halten die Folie etwa 10 Minuten vor Ihre Augen und sehen damit in das Tageslicht. Es bedarf keiner direkten Sonneneinstrahlung.

Violett, Indigo und Blau sind sogenannte Kopffarben. Sie helfen auch, einen »kühlen Kopf« zu bewahren.

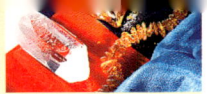

● Bei Hals- und Nackenschmerzen, Husten und Heiserkeit hilft ein blaues Seidentuch, das Sie sich um den Hals wickeln. Zusätzlich können Sie einen gereinigten (!) Bergkristall in ein blaues Glas mit stillem Mineralwasser legen und es für eine Stunde in die Sonne stellen. Danach trinken Sie das Wasser und nehmen die von der Sonne energetisierte Kraft der Farbe Blau als »Medizin« auf. Der Bergkristall verstärkt die Heilwirkung.

● Akne kann – egal wo sie auftritt – mit Blaulicht bestrahlt werden. Sie können blaue oder indigofarbene Folien auf die betroffenen Hautpartien legen und eine Taschenlampe darauf richten. Die Stelle darf durch die Lichtquelle allerdings nicht warm werden. Außerdem dürfen Sie bei dieser Behandlungsart keinen niedrigen Blutdruck haben, weil dieser durch das Blau noch mehr sinkt.

● Um besser ein- und durchschlafen zu können, halten Sie, bevor Sie ins Bett gehen, ein blaue Folie vor die Augen und sehen dabei auf eine Lichtquelle. Beziehen Sie Ihr Bett – zumindest das Kopfkissen – zusätzlich mit einfarbiger dunkelblauer Bettwäsche. Auch ein blauer Sodalith auf dem Nachttisch hilft.

● Wenn Sie in Ihrer Sprache mehr Konzentration erreichen wollen, so tragen Sie Sorge dafür, daß Sie zum Beispiel während eines Vortrags auf etwas Blaues schauen können oder Wasser aus einem blauen Glas trinken. Ein tiefblauer Lapislazuli unterstützt Sie zusätzlich.

Achtung: Blau und Indigo nicht anwenden bei niedrigem Blutdruck! Wenn Sie müde sind, werden Sie durch die Behandlung mit den beiden Blautönen noch müder.

Hellblau — die Atemwege

Unser Atemsystem wird über die Luftröhre, die Lungen und Bronchien mit Sauerstoff versorgt. Die Farbe der Heilung für diesen Bereich ist ein helles Blau.

● Sehen Sie in den Himmel mit seinem klaren, hellen Blau, und atmen Sie diese Farbe tief in Ihre Lungen ein.

● Sind Bronchien und Lungen entzündet, umwickeln Sie Hals und Brust besser mit royalblauen und dunkelblauen Seidentüchern. Für die Bronchien ist der blaue Calcedon, für die Lungen der Saphir ein starker Heilstein.

● Bestrahlen Sie einen Raum mit einer blauen Glühbirne, und halten Sie sich bis zu 20 Minuten darin auf. Der Raum sollte mit hellem bis mittlerem Blau ausgeleuchtet sein.

- Verwenden Sie himmelblaue Handtücher.
- Sogar Türen, Vorhänge, Fensterscheiben und -rahmen könnten blau gestaltet werden.

Türkis – Thymusdrüse und Immunsystem

Menschen mit Allergien, häufigen grippalen Infekten und Lymphdrüsenentzündung sowie HIV-Infizierte sollten möglichst oft diese Farbe tragen.

Menschen, die Schwierigkeiten haben, sich von anderen abzugrenzen, hilft Türkis als Kleidungsfarbe, eine gewisse Barriere aufzubauen. Demselben Zweck dient auch der Stein Türkis, den die nordamerikanischen Indianer von jeher so anwenden.

- Die Stärkung unseres Immunsystems können wir alle gebrauchen. Schauen Sie also so oft Sie können in den türkisblauen Himmel. Und wann immer Sie in die Nähe eines Schwimmbeckens kommen, verweilen Sie dort für zehn Minuten, um hineinzuschauen.
- Tragen Sie bei geschwächtem Immunsystem immer einen Aquamarin oder Türkis als Stein.
- Wickeln Sie bei allergischen Reaktionen – wenn möglich – die betroffenen Hautstellen in ein türkisfarbenes Seidentuch, und setzen Sie sich damit zwanzig Minuten in die Sonne. Achtung: Bite nicht anwenden bei Sonnenallergie!

Dinshah Ghadiali (Seite 113) bestrahlte alle schwerkranken Patienten erst einmal mit türkisem Licht, um ihr Immunsystem zu stärken.

Grün und Gold – das Herz

Grün beruhigt den Organismus. Es harmonisiert aber auch auf einer höheren Ebene und bringt Körper, Geist und Seele wieder in Einklang. Grün hilft uns, zu unserer Mitte zu kommen, Balance zu finden. Es ist sehr wirksam bei Herzschwäche.

- Wenn Sie grüne Kleidung am Oberkörper nicht tragen mögen oder können, stellen Sie sich Grünpflanzen in die Wohnung.

Achten Sie jedoch bei exotischen Pflanzen darauf, daß sie nicht in Ihrem Schlafbereich stehen und auch nicht an einer Stelle, die Ihnen Kraft und Energie spenden soll. Die meisten dieser Pflanzen leiden nämlich darunter, daß sie in unseren Breiten als Zimmerpflanzen nicht blühen können und ziehen dadurch uns Menschen Energie ab.

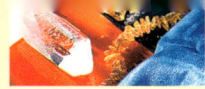

● Gehen Sie im Winter öfters mal in einen Palmengarten oder in ein ähnliches Gewächshaus. Dort können Sie etwas von der »Grünkraft«, die uns in den kalten Monaten fehlt, auftanken. Durch die klimatischen Bedingungen und die Befruchtungen, die den Pflanzen dort geboten werden, haben diese auch die Möglichkeit zu blühen.

● Apfelgrün richtet unser Interesse auf unsere Mitmenschen. Es macht uns sozialer und sensibler für die Gefühle unserer Umwelt.

● Bei Herzbeklemmungen helfen Ihnen auch die grünen Steine Malachit, Olivin, Smaragd und der grüne Turmalin.

Gold (Gelbgold) als Metall ist die universellste Substanz, die es gibt. Seine Schwingung hilft gegen alle seelischen und körperlichen Erkrankungen. In der Homöopathie stellt Gold das Urgesundheitsprinzip dar und gilt hauptsächlich als Heilmittel bei Herzfunktionsschwächen.

● Wenn Sie unter Herzbeschwerden leiden, tragen Sie, unterstützend zur ärztlichen beziehungsweise heilpraktischen Behandlung, immer Goldschmuck.

● Leiden Sie häufig unter Streß, sollten Sie ebenfalls immer Gold tragen. Natürlich sollten Sie in erster Linie Ihren Streß abbauen, aber auch dabei hilft Ihnen Gold.

Das Grün in Kichenfenstern wurde im Mittelalter mit Gold unterlegt, damit es eine stärkere Strahlkraft bekam. Interessant, daß es die zwei Herzfarben sind, die man kombinierte.

Gelb – der Gürtelbereich

Zu diesem Bereich gehören: Magen, oberer Darmbereich, die Nieren, Leber, Gallenblase, Bauchspeicheldrüse. Die Heilfarbe ist das Sonnengelb, das zusätzlich noch für Arthritis, Arthrosen und Rheuma angewendet werden kann. Auch bei Depressionen vermag Gelb (nebst Orange), das Gemüt zu erhellen und zu erheitern.

● Wenn Sie unter Appetitlosigkeit leiden, sollten Sie möglichst oft Gelb tragen. Gelb anzuwenden oder in der Kleidung zu tragen, hat meistens zur Folge, daß der Appetit steigt, weil die Farbe verdauungsfördernd ist.

● Nähen Sie sich bei Magenbeschwerden zwei etwa 10 cm breite gelbe Naturseiden-Gürtel, und tragen Sie sie auf der Haut und auf der Kleidung. So nehmen Sie die Farbe mit den Augen und mit der Haut auf. Es wirkt tatsächlich, auch wenn Sie die Farbe des Tuches nicht sehen.

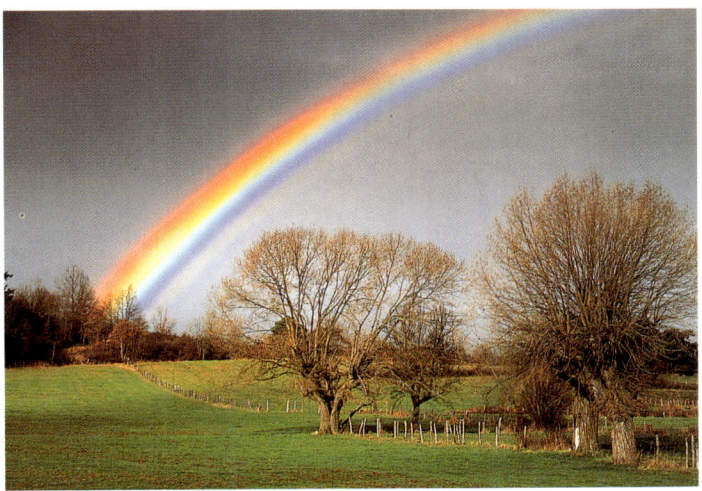

Die Natur präsentiert uns am Himmel alle Heilfarben.

● Bei allen Beschwerden im Gürtelbereich sollten Sie sich, wann immer es geht, mit der Farbe Gelb umgeben.

● Bei Beschwerden an der Bauchspeicheldrüse sollten Sie sich – zusätzlich zur Aufnahme der Farbe über die Augen – einen echten, ungefärbten Citrin kaufen. Legen Sie den gereinigten Stein in ein durchsichtiges Glas mit stillem Mineralwasser, und stellen Sie es für eine Stunde in die Sonne. Trinken Sie das Wasser – ruhig täglich –, und tragen Sie ansonsten Ihren Citrin ununterbrochen bei sich.

● Im Winter drehen Sie abends eine gelbe 100-Watt-Glühbirne in Ihre Lampe und halten sich in dem Raum maximal 15 Minuten lang auf. Das hilft gegen alle Beschwerden im Gürtelbereich und auch gegen Depressionen.

● Das hilft ebenfalls bei Depressionen: Kaufen Sie sich ein großes gelbes Seidentuch oder 2 m naturgefärbte Seide; in einer depressiven Stimmung legen Sie sich nackt unter dieses Tuch. Bleiben Sie so bis zu 20 Minuten liegen. Lassen Sie sich von einer Musik begleiten, die Ihnen guttut. Viel Freude mit dieser Erfahrung!

● Bei Arthrosen oder Rheuma in den Kniegelenken legen Sie sich im Sitzen ein gelbes Seidentuch über die Beine.

Die Sonne wird fast immer gelb dargestellt, obwohl sie eigentlich weiß oder orange scheint. Umgekehrt ist die häufigste Assoziation zur Farbe Gelb die Sonne. Gelb hat also für viele Menschen »Sonnencharakter«.

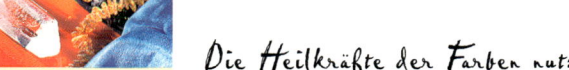
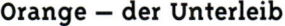

Orange – der Unterleib

Die Farbe der Lebenskraft, speziell im Bereich des Unterleibs, ist Orange. Wenn wir von Unterleibsbeschwerden sprechen, meinen wir fast immer die sogenannten Frauenleiden. Da wir alle Organe, die Frauen fruchtbar und gebärfähig machen, mit Orange behandeln können, bezeichne ich es als »Frauenfarbe«. Orange zu tragen, stärkt die Lebenskraft und kann Frauen dazu führen, sich mit ihren geschlechtsspezifischen Problemen auseinanderzusetzen.

● Orange hilft, den Bauchbereich zu durchbluten, und gibt Ihnen dort Wärme.

● Auch der Feueropal wirkt wärmend, und der Karneol lindert »Frauenleiden«.

● Mentruationsbeschwerden bis hin zu starken Gebärmutterkrämpfen können wir mit Orange lindern und sogar völlig auflösen. Tragen Sie in dieser Zeit orangefarbene Schlüpfer sowie Hose oder Rock in Orange. Malen Sie ein großes Bild, das ganz oder größtenteils orange ist. Versuchen Sie, Assoziationen zu Orange zu bilden und diese mit der Malerei auszudrücken. Sie können erleben, wie sich Ihr Unterleib völlig entkrampft.

● Nach einer Unterleibsoperation unterstützt diese Art zu malen den Heilungsprozeß immens. Je besser es gelingt, dabei Orange als einzige Farbe zu verwenden, um so stärker ist die Wirkung.

● Während depressiver Stimmungen sollten Sie vorwiegend Orange (zusammen mit Gelb) tragen. Es wird Ihre Lebensgeister wieder wecken.

● Auch bei Müdigkeit nach einer langen Nacht und bei Abgespanntheit wirkt Orange Wunder. Übertreiben Sie es aber nicht. Die Farbe kann auch zum Leistungsantreiber werden, der Sie über Ihre Kräfte hinaus aktiviert.

Rot – der Genitalbereich

Sexualität ist Rot. Haben wir nicht genug rote Energie in uns, können wir auch nicht an Sexualität interessiert sein. Rot als Farbe angewendet oder getragen, kann aggressiv machen oder erstmals mit den eigenen Aggressionen in Kontakt bringen. Darüber hinaus gibt Rot Power und verstärkt selbstsicheres Auftreten.

Bei dem Versuch, Farben einen Ton zuzuordnen, fand man für Orange den Ton »G«, der auch der Ton der Erdschwingung ist.

● Bei niedrigem Blutdruck können Sie eine große 150-Watt-Glühbirne in eine Lampe (Seite 123) schrauben, die Sie sofort nach dem Aufwachen anschalten. Sie können auch Ihre Morgentoilette unter diesem Licht erledigen. Höchstens 20 Minuten anwenden!

● Kaufen Sie sich außerdem für die kalte Jahreszeit – zumindest für zu Hause – rote Schuhe oder Strümpfe. Sie werden feststellen, daß Sie darin, wie auch in roter Kleidung, weit weniger frieren als beispielsweise in blauer; und Ihr Blutdruck steigt wie von selbst.

● Mit roter Bekleidung – speziell am Unterkörper – und roter Beleuchtung können wir unser sexuelles Potential sowie das unserer Partner stimulieren. In diesem Sinne wirkt auch ein Rubin auf Zoisit (zusammengewachsene Mineralien) Wunder.

● Darüber hinaus verleiht uns die Farbe Kraft im Sinne persönlicher Stärke. Sie hilft uns, das »Ich« zu leben.

● Bei häufigen Blasenentzündungen liegt es nahe, eine Blockade im Genitalbereich zu vermuten, die meist psychisch begründet ist. Wahrscheinlich liegt eine Unterversorgung von roter Energie in der gesamten Persönlichkeit vor. Diese können wir aktivieren, wenn wir mit der Farbe Rot arbeiten: Auf der Ebene einer ungefährlichen Selbstbehandlung bedeutet das, die Farbe häufig zu tragen oder mit Wohnaccessoires einzusetzen.

Leiden Sie allerdings an akuten Entzündungen, unterstützt die Farbe Blau das Abklingen der Entzündung (Seite 126). Holen Sie bei einem akuten Zustand aber in jedem Fall den Rat eines Mediziners ein!

● Wer Rot braucht, kann sich auch ab und zu in ein Bad mit rotem Wasser legen. Häufig führen Naturkostläden Farbbad-Zusätze in allen Spektralfarben. Das Wasser darf nicht zu warm sein, und Sie sollten sich nur kurz (2 bis 3 Minuten) darin aufhalten, weil der Blutdruck in dem Was-ser sehr schnell in die Höhe steigt. Nicht anwenden bei er-höhtem Blutdruck und allen Herzinsuffizienzen!

● Benutzen Sie rote Handtücher, und gestalten Sie Ihr Bad mit roten Accessoires wie Badevorleger, Gardinen, Bilder. Je intimer Ihnen das Rot begegnet, je näher es Ihnen kommt, desto wirkungsvoller ist es.

Achtung: Rot nicht anwenden bei hohem Blutdruck und akuten Entzündungen! Konsultieren Sie bei allen Erkrankungen erst Ihren Arzt, Therapeuten oder Heilpraktiker.

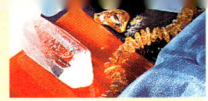

Braun – unsere Natürlichkeit

Braun dient der »Erdung«. Es hilft, mit beiden Beinen fest auf dem Boden zu stehen und den Bezug zur eigenen Natürlichkeit zu bewahren. Frauen führt es darüber hinaus zur Aussöhnung mit ihrer Weiblichkeit und Mutterrolle.

● Wenn Sie Braun als Kleidung nicht tragen wollen, versuchen Sie es mit Schuhen oder mit einem braunen Achat.

● Brauner Fußboden ist die ideale Art, sich zu erden. Denn so ist die Farbe genau da angewandt, wo sie ihre natürliche Stellung hat: auf dem Boden unter den Füßen.

Die »rosa Zeiten« der Bundesbahn, auf einer »rosa Wolke« schweben – Bilder für besonderes Wohlbefinden, für angenehme Zeiten, verbunden mit einer gewissen Leichtigkeit der Gefühle.

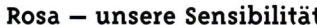

Rosa – unsere Sensibilität

Reines Rosa führt in den Bereich eigener Zartheit und Sensibilität, der gelebt werden will. Es hilft, besser zu sich selbst stehen zu können, sich selbst zu mögen.

● Stärker als die Farbe in der Kleidung wirkt der rosafarbene Rosenquarz.

Silber – unsere Klarheit

Da Silber symbolisch mit dem Mond verwandt ist und der Mond in uns das Unbewußte verkörpert, hilft Silber, klarer und bewußter zu werden. Silber kühlt auch die Gedanken und klärt die Gefühle.

● Bei allen Entscheidungsschwierigkeiten sollten Sie Silber als Schmuck und – wenn möglich – auch in der Kleidung, als Schuhe oder als Accessoires, tragen.

Alles so schön bunt hier ...

Was liegt näher,
als die Kraft der Farben
auch da ganz bewußt
einzusetzen, wo wir
wohnen und arbeiten?
Ob Tapete, Möbel oder
Accessoire — in den
richtigen Farben sind
sie nicht nur schön
anzuschauen, sondern
wirken auch intensiv
auf unser Wohlbefinden.

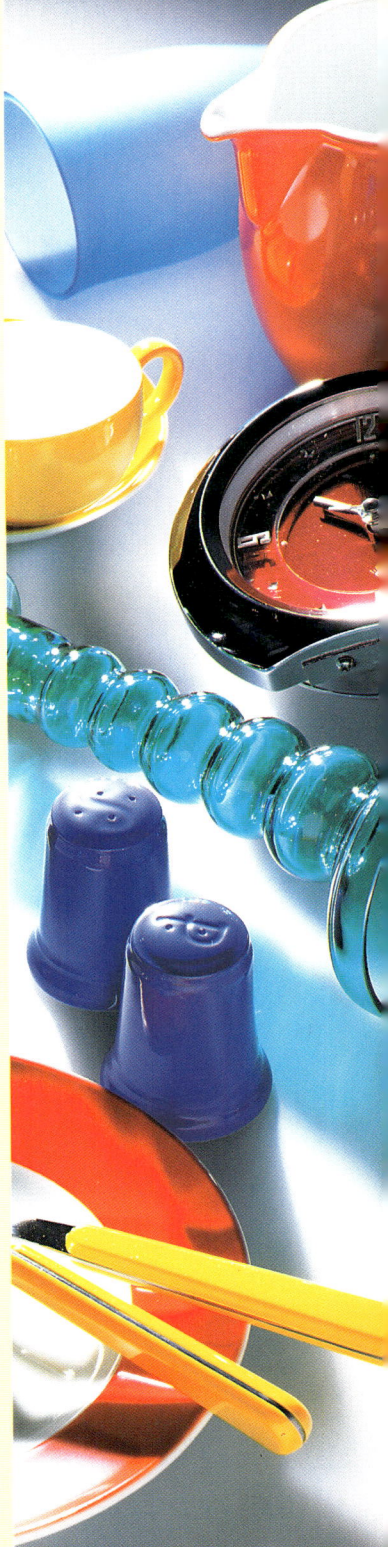

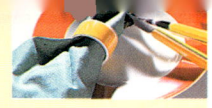

Wohnen und arbeiten in Farben

Wohn- und Arbeitsräume sind die ideale Möglichkeit, sich mit all den Farben zu umgeben, die Sie brauchen und die Ihnen guttun. Denn denken Sie daran: Jeder Mensch braucht alle Farben! Mit Ihrer Farbtyp-Palette allein können Sie das nicht abdecken.

Mit Farben können Sie aber vor allem auch in jeden Raum die optimale Atmosphäre zaubern und Ihre Stimmung spürbar beeinflussen.

Typgerecht wohnen

Wenn Sie sich vorwiegend farbtypgerecht kleiden, so richten Sie auf keinen Fall auch noch Ihre Wohnung in den Farben Ihrer Palette ein. Ihre heimische Atmosphäre sollte unbedingt in anderen Farben gehalten sein, sonst werden Sie von den Farben Ihrer Palette überversorgt, und andere fehlen Ihnen gänzlich.

Meine Empfehlung, immer wieder einen Ausgleich zur eigenen Palette mit entgegengesetzten Farben zu schaffen, ist für die meisten Menschen leichter im Wohnbereich zu realisieren als in der Kleidung. In der Kleidung erfordert es etwas mehr Mut beim Kombinieren. Deshalb sollten Sie die Chance des Ausgleichs im Wohnbereich unbedingt nutzen.

Frühling und Herbst brauchen kühle Töne

Sind Sie also ein Frühlingstyp, dann brauchen Sie als Ausgleich kühle, beruhigende Farben wie Mittel- bis Dunkelblau, Violett und Silber. Umgeben Sie sich über längere Zeit und ausschließlich mit den Frühlings-Farben, besteht die Gefahr, daß Sie nervös und hektisch werden, mit Schlaf- sowie Konzentrationsproblemen belastet. Kühle Farben im Wohnbereich schaffen die notwendige Balance.

Herbst-Farben wie Braun und Oliv geben Räumen einen Höhlencharakter. Braunes Mobiliar vermittelt eine gewisse Schwere. Diese Stimmung könnte zu Depressionen oder

»Je mehr der Mensch sich selbst und seiner eigenen Kreativität verhaftet ist, um so mehr ist er ein Bestandteil des Ganzen oder zum Nutzen des Ganzen.«
Friedensreich Hundertwasser, österreichischer Maler

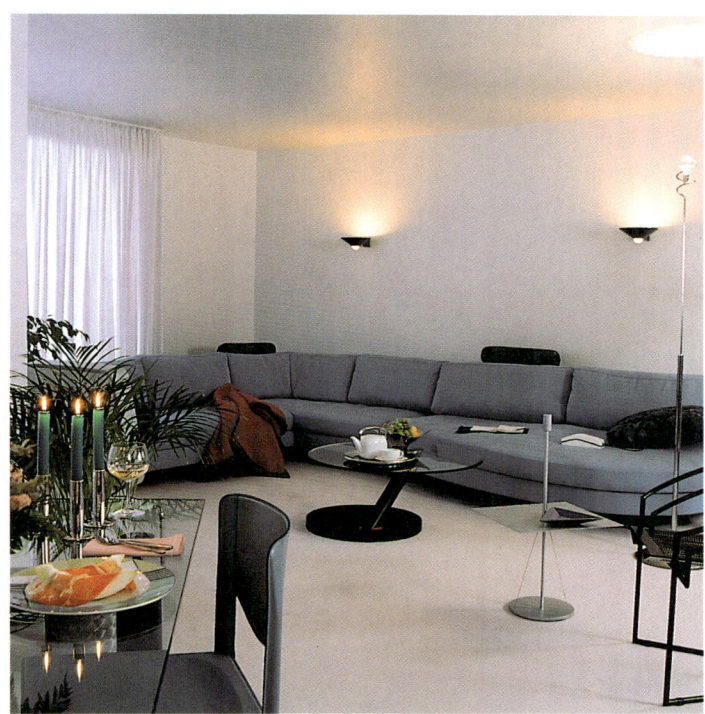

Kühl und klar – Wohnfarben für die »warmen« Farbtypen.

Antriebsschwäche führen. Die Wohnung des Herbsttyps sollte deshalb ebenfalls in kühlen Farben oder mit »kühlen« Elementen aus Chrom, Edelstahl und Glas eingerichtet sein.

Wärme für Sommer- und Wintertypen

Als Sommer wie als Winter brauchen Sie unbedingt die warmen Töne als Ausgleich für Ihre »kühle« Farbpalette. Wie Sie im letzten Kapitel erfahren haben, fehlen gerade dem Sommertyp alle Energiefarben. Einen wertvollen Ausgleich bilden deshalb Rot, Orange, Sonnengelb, Blattgrün und Gold in der Wohnraumgestaltung. Ob das die Möbel, Vorhänge, Vasen, Bilder oder ob es ganze Wände sind, die in diesen Farben gehalten sind, ist dabei egal. Hauptsache, diese Farben sind irgendwo als »Augennahrung« plaziert, damit Ihnen keine Energie fehlt.

Kühle Farben im Wohnbereich schaffen einen wohltuenden Ausgleich zu den warmen Farben, die der Frühlings- und Herbsttyp täglich mit seiner Garderobe trägt. Der Sommer- und Wintertyp braucht dagegen in seinem Wohnbereich zum Ausgleich dringend eine warme Atmosphäre.

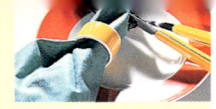

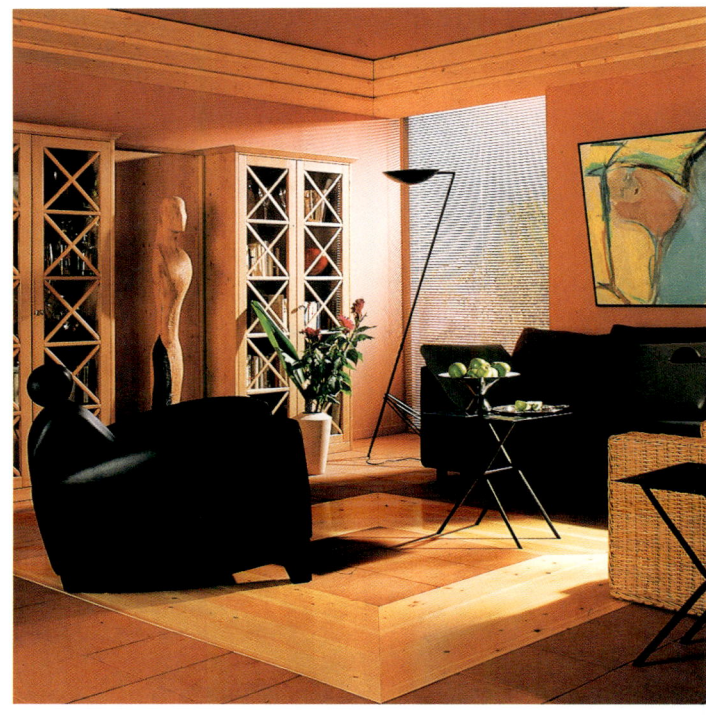

»Kühle« Möbel und »warme« Wände — ein schöner Kontrast.

TIP

Verschiedenfarbiges Licht durch farbige Glühlampen oder Lampenschirme verändert Farben und Stimmungen im Raum. Wählen Sie einfach je nach Bedarf eine warme oder kühle, eine anregende oder beruhigende Farbe.

Wintertypen brauchen lediglich Braun, Orange und Gold, was zum Beispiel schon mit Terrakottafliesen, ein paar Holzmöbeln, Orangen in einer Schale und Messingelementen realisierbar ist.

Raumfarben als Heilmittel

Wie stark Raumfarben auf uns wirken, welchen Einfluß sie auf uns haben, wurde mit zahlreichen Versuchen belegt. Öffentliche Einrichtungen wie Krankenhäuser, Alten- und Kinderheime oder auch Haftanstalten und psychiatrische Kliniken nutzen bereits die Kraft der Farben zur schnelleren körperlichen Genesung sowie zur Heilung des Gemüts. In den USA gibt es beispielsweise Haftanstalten, deren Wände in bestimmten Trakten rosarot gestrichen sind: Man konnte damit das Aggressionspotential deutlich senken.

In einer Ludwigshafener Unfallklinik wurden die Räume, in denen Brandopfer lagen, in Gletscherblau und -grün gestrichen – mit dem Erfolg, daß die Patienten deutliche Schmerzlinderung und Kühle erfahren konnten.

Die psychiatrische Klinik in Göttingen gestaltete ihre Räume ganz neu in warmen Farben und beruhigenden Farbtönen, die dazu beitragen sollen, daß den Patienten weniger Medikamente verabreicht werden müssen. Die Anthroposophen streichen die Wände ihrer Kliniken, Altenheime und Schulen schon seit den zwanziger Jahren nach Erkenntnissen der Farbheilung und sind damit therapeutisch sehr erfolgreich.

Leben mit Farben

Natürlich sind Farben nicht nur im medizinisch-therapeutischen Bereich nutzbar, sondern von jedem dadurch anwendbar, daß man sich mit ihnen umgibt. Mit dem Wissen, das Sie durch dieses Buch erlangt haben, können Sie Farben bewußt für Ihren eigenen Lebensbereich einsetzen.

Wohltuende Wohnfarben

Farben in der Wohnung richtig einzusetzen, ist (k)eine Kunst. Wer weiß, wie sie wirken, kann mit Tapeten und Wandanstrichen, Stoffen und Möbeln, Fußböden und Fensterrahmen, mit Accessoires und Licht spielen und ganz individuelle, stimmungsvolle Lebensräume schaffen – die zugleich eine heilsame Wirkung auf alle Bewohner haben.

Violett

... als Vollton gibt dem Raum Schwere und etwas Mystisches. In seiner zarteren Version, als Lila oder Flieder, sensibilisiert es jeden, der den Raum betritt, und ist daher für den Eingangsbereich einer Wohnung sehr geeignet.

Es bringt die Menschen in eine höhere geistige Schwingung, dadurch verliert das Irdische, Materielle an Bedeutung.

Das wirkt sich zum Beispiel auch auf den Appetit aus: Unter dem Einfluß von Violett (ob als Vollton oder Flieder) wird am Eßplatz deutlich weniger gegessen. Im Schlafzimmer könnte es die sexuelle Lust vermindern. Das sollten Sie unbedingt bedenken, wenn Sie die Farbe in diesen Räumen verwenden wollen.

Warum eigentlich immer die üblichen weißen Wände? Machen Sie in Ihrem Wohnbereich das Experiment, Farbe an die Wände zu bringen. Sie werden spüren, wie durch die (richtigen) Farben Ihre Vitalität steigt!

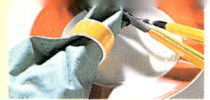
Indigo

... sollte, wie alle dunklen Blautöne, nur für eine Wand im Raum oder für Accessoires verwendet werden, weil es den Raum sonst zu sehr abdunkelt. Als Teppichfarbe »hebt« Indigo den Boden und macht den restlichen Raum – wenn er hell oder weiß gestrichen ist – breiter.

Blau

... als Mittelblau wirkt, sparsam verwendet, sehr beruhigend. Als Hellblau kühlt es den Raum und gibt ihm Weite – für Menschen mit hohem Blutdruck und viel »Hitze« sehr angenehm. Ich rate jedoch, nur die Räume blau zu gestalten, in denen diese Wirkung uneingeschränkt gefragt ist, wie im Schlafraum. Im Wohnzimmer verwendet, könnte es Ihnen passieren, daß Besucher dort immer leicht frösteln.

Bei hohem Blutdruck können Sie auch blaue Bettwäsche statt blauer Schlafzimmerwände für Ihr Wohlbefinden einsetzen. Sie schlafen in dieser Bettwäsche außerdem ruhiger und besser ein.

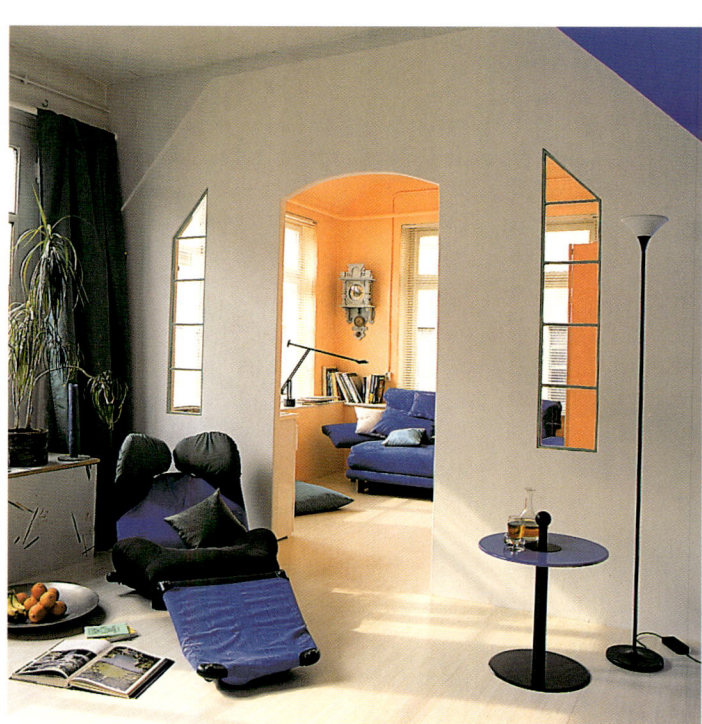

Der blaue Ohrensessel ist ein Ruhepol in der Wohnung.

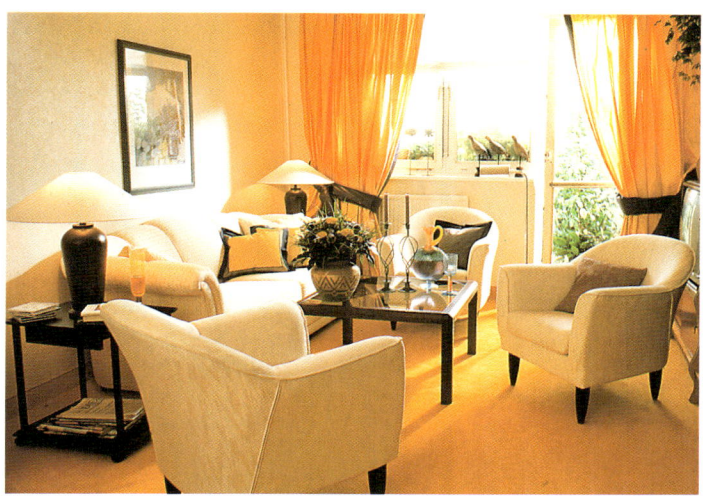

Gelb gibt jedem Raum eine sonnige Atmosphäre.

Türkis

... wirkt als Blautürkis antiseptisch und ist eine ideale Farbe für alle Bereiche, die dieses Gefühl vermitteln sollen, wie Bäder, Toiletten und diverse Praxisräume.
Gelbtürkis wirkt heiter und läßt Möbelstücke dieser Farbe im Raum »verschwinden«.

Grün

... entstreßt und führt zu unserer Mitte. Für alle Ruhe- und Erholungsräume ist es die ideale Farbe, ganz besonders auch bei Herzschwäche.
Wichtig zu wissen: Grünpflanzen wachsen erwiesenermaßen nicht gut vor einem grünen Hintergrund und auch nicht unter grüner Beleuchtung.

Gelb

... bringt viel Licht in den Raum und stimmt – wenn man die Farbe mag – heiter. Sie weitet kleine Räume und hellt dunkle Räume auf.
Wie Sie jetzt schon wissen, steigert Gelb auch den Appetit. Dies könnte beispielsweise mit einer violetten Couch wieder ausgeglichen werden (siehe Seite 139).

Kleine Räume wirken heller und geräumiger mit hellen Möbeln und gelben Vorhängen aus leichtem, durchscheinendem Stoff.

141

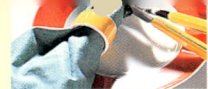

Wollen Sie Ihren Appetit reduzieren, verzichten Sie auf Gelb und helle Orangetöne im Eßbereich, zumindest unbedingt auf eine gelbe Tischdecke und Servietten.

Orange

... bringt – wenn es in seiner dunkleren, gedämpften Variante gewählt wird – Wärme und Gemütlichkeit in die Wohnung. Liegt der Orangeton nahe am Gelb, steigert er den Appetit (siehe auch unter Gelb).

Das leuchtende Frühlings-Orange peitscht auf und hält wach. Setzen Sie es deshalb sparsam ein, damit die anregende Wirkung nicht zu einer aufregenden wird.

In orangerot gestrichenen Räumen kann es bis zu 10°C kälter werden als in blaugestrichenen Räumen, ehe man darin zu frieren beginnt!

Rot

... ist richtig eingesetzt in Bereichen, die dafür sorgen sollen, daß man energetisch aufgeladen wird oder bleibt, zum Beispiel im Bad für »Morgenmuffel«.

Es eignet sich überhaupt nicht für Plätze, an denen kommuniziert werden soll – es könnte dort sonst unverhältnismäßig oft Streit ausbrechen. Es sei denn, alle Bewohner des Raumes leiden an Energiemangel und Problemen im roten Körperbereich.

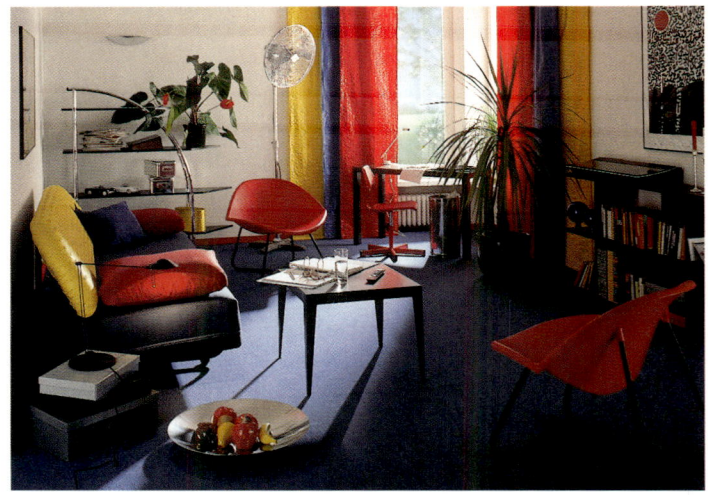

Mut zur Farbe macht aus jedem Raum etwas Besonderes.

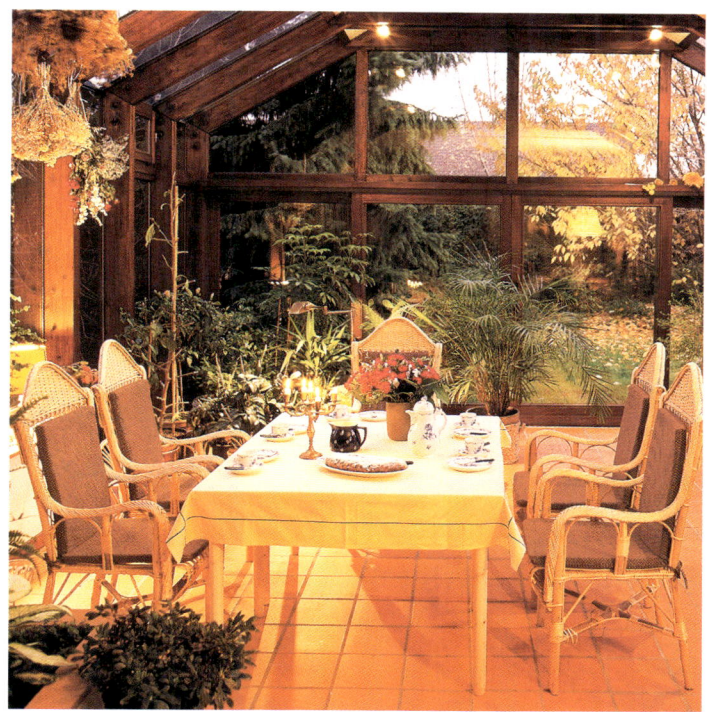

Braune Böden helfen, sich besser geerdet zu fühlen.

Rosa

... besänftigt, sensibilisiert und reduziert Aggressionspotentiale. Zusammen mit einem Lind- oder Apfelgrün beeinflußt es das Verhalten von cholerischen Menschen überaus positiv.

Braun

... ist eine ideale Farbe für Fußböden, etwa als Parkett oder Terrakotta-Fliesen. Es vermittelt das Gefühl, festen Boden unter den Füßen zu haben. Dunkles Braun an Wänden gibt dem Raum Höhlencharakter. Ein heller Fußboden – gleich in welcher Farbe – neutralisiert diese Stimmung wieder und zaubert aus dem Raum ein Nest der Geborgenheit. Kinderzimmer müssen von dunklen Brauntönen verschont bleiben. Dunkelbraun ist zu schwer für Kinder. Sie brauchen die reinen Spektralfarben und helle, klare Töne.

Zu braunen Wänden sieht ein Fußboden in hellem, gedecktem Rosa sehr gut aus. Es wirkt fein und gleichzeitig gemütlich.

Weiß

... als Wandfarbe ist am gebräuchlichsten. Wenn es geschickt mit Wohnaccessoires und Bildern durchbrochen wird, sorgt es für Klarheit und Weite. Große weiße Flächen jedoch tun den Augen nicht gut.

Weniger hart wirkt das Weiß, wenn es mit Ocker leicht abgetönt wird zu einem Eierschalenton.

Gold

... bringt Wärme und Sonnenglanz in die Räume. Goldene Wände können Sie durch Goldlack oder mit goldfarbenen Folien sowie Stoffbezügen schaffen.

Diese Farbe stärkt das Herz und hat eine hohe Heilschwingung. Es ist praktisch nicht möglich, sich in einem solchen Raum zu streiten. Zusätzlich können Sie sich die Goldschwingung mit Messingelementen und goldenen Bilderrahmen in die Räume holen.

Vermeiden Sie bei aller Farbenfreude, in Ihren Wohnräumen von einem Farbschock in den nächsten zu geraten. Beim Einsatz von Farben dürfen Ruhepole, die relativ farbneutral gehalten sind, nicht vergessen werden.

Silber

... kann als Chrom, Edelstahl, Silberlack oder Silberweißtapete eingesetzt werden. Es verstärkt im Raum klare Linien, vermittelt aber auch Kühle. Die Klarheit der Silberschwingung überträgt sich auf uns. Sie ist deshalb besonders sinnvoll eingesetzt, wenn wir chaotische Charakterzüge mildern wollen.

Silberfarbene Möbelstücke, wie Chromregale, haben die Eigenschaft, im Raum zu verschwinden. Sie sind deshalb für kleine und auch für dunkle Räume sehr geeignet.

Silber und Glas kombiniert, macht ein Objekt unauffällig, fast unsichtbar, so daß andere Einrichtungsgegenstände in den Vordergrund treten können.

Achten Sie in jedem Fall auf Behaglichkeit. Das raffinierteste Design einer Wohnungseinrichtung ist wertlos, wenn Sie sich darin wie Statisten fühlen. Eine Wohnung muß bewohnbar bleiben, Gegenstände dürfen nicht wie Störfaktoren wirken. Und Diskussionsbereitschaft bei der Wahl der Farben und Formen ist wichtig, damit sich alle Bewohner gleichermaßen wohlfühlen können!

Arbeitsräume mit Atmosphäre

Am Arbeitsplatz verbringen viele Menschen die meiste Zeit ihres Tages. Deshalb sollten sie sich dort wohlfühlen können: Grau in Grau ist zwar praktisch, aber nicht sonderlich motivierend oder wohltuend.

Ganz wichtig für die Farbwahl im Arbeitsbereich ist neben dem allgemeinen Wohlbefinden aber auch, was dort getan werden und welches Image vermittelt werden soll.

Frische und Lebendigkeit

... wird mit lichtem Gelb, zusammen mit hellem Grün und Weiß, vermittelt. Es schafft eine gute Kommunikationsebene, die zudem die Attribute Freiheit, Sauberkeit, Freundlichkeit signalisiert.

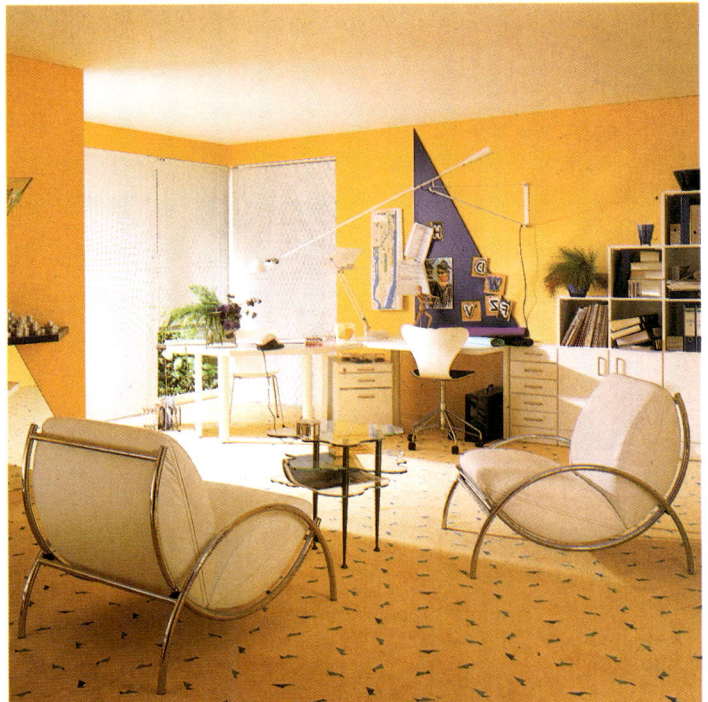

Leistungsfarbe Nummer Eins ist Orange (Seite 146). Als »Wachmacher« kann sie an der richtigen Stelle in Arbeitsräumen hilfreich sein. Verwenden Sie Orange aber in jedem Fall sparsam. Sonst passiert es leicht, daß Sie sich mit der Farbwirkung »überstressen« oder daß gewaltige Aktivität plötzlich in Passivität umschlägt.

Gelb, mit viel Weiß kombiniert, macht einen Raum klar und weit, es bringt Heiterkeit und Licht hinein.

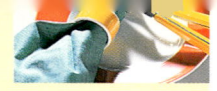

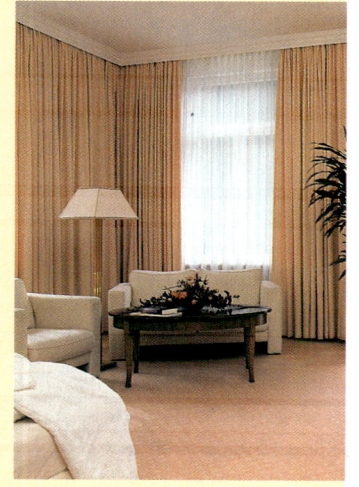

Sanfte, warme Farben schaffen eine erholsame Atmosphäre in diesem Zimmer einer Ayurveda-Klinik.

Durchhaltevermögen

... wird am ehesten mit Orange erreicht. Orange wird deshalb bei der Telefonakquisition als Farbe der Wand eingesetzt, auf die die Telefonist(inn)en schauen.

Kühle Verhandlungsbasis

... bei vorwiegend männlicher Klientel, signalisieren Sie mit verschiedenen Farbkombinationen:
Helle Blautöne zusammen mit Chromelementen und hellem Grau wirken klar und vertrauenerweckend.
Auch Schwarz/Weiß-Kontraste oder Dunkelblau mit Weiß sind Raumfarben, die einen »kühlen Kopf« signalisieren.
Deutliche rote Akzente übertragen die Attribute Power und Durchsetzungsvermögen auf denjenigen, der den Raum bezogen hat.
Sind auch Frauen unter Ihren Besuchern, sollten Sie zusätzlich zarte, gedeckte Pastelltöne ins Spiel bringen, weil der Raum ansonsten zu kühl wirken könnte.

Tiefe Entspannungszustände

... werden durch zartes Apricot als Wandfarbe begünstigt, was atmosphärisch durch gedimmte Beleuchtung unterstützt wird. Daher sind Räume, die in diesem Ton gehalten sind, ideale Entspannungs-, Meditations-, Heil- und Lernräume.
Junge Frauen reagieren nach meiner Erfahrung größtenteils sehr positiv auf apricotfarbenes Ambiente, unabhängig davon, in welchem Bereich die Farbe eingesetzt wird.

Gemütliche, feminine Atmosphäre

... wird mit Räumen erzeugt, deren Wände und Teppiche in gedeckten Rosévarianten oder anderen Pastelltönen gestaltet sind. Das Mobiliar dazu könnte ebenfalls in der zarten Farbe Rosenholz oder in Braun gehalten sein.
Es sind für Frauen ideale Farben, um sich wohlzufühlen. Ladengeschäfte wie Kosmetikinstitute, Friseure, Dessousläden, Schmuck- oder Kunstgewerbegeschäfte können sich auf ihre größtenteils weibliche Interessentengruppe mit diesen Farben optimal einstellen.

Wie bringe ich Farbe in den Alltag?

Die Qual der Wahl

Und jetzt? Vielleicht hilft es Ihnen, noch einmal im ersten
Kapitel die Assoziationen zu den einzelnen Farben zu lesen
(Seite 13). Damit wird die Entscheidung schon einfacher,
mit welchen Farben Sie Ihre Absicht – ob im Wohn- oder
im Arbeitsbereich – optimal verfolgen können.
Berücksichtigen Sie zusätzlich die Farben, die Sie persönlich
zur harmonisierenden Unterstützung bestimmter Körperbe-
reiche brauchen (Seite 125) und die Sie auf seelischer und
geistiger Ebene stärken können.

Klein, aber fein: Accessoires und Akzente

Können Sie sich keine blauen Wände oder rosa Teppiche
vorstellen? Es gibt eine gute Möglichkeit, Farben im Raum
unaufdringlich und sparsam einzusetzen: mit farbigen
Accessoires wie Geschirr, Gläsern, Kissen, Bildern, Pflanzen,
Vorhängen, Blumensträußen und -vasen.
● Legen Sie Handtücher in den Farben, die Sie brauchen,
offen gestapelt ins Badezimmer. Jeder nimmt sich die Farbe,
die er gerade braucht.
● Farbige Platzdecken könnten ebenfalls zur täglichen Auswahl zur Verfügung stehen, genauso wie Geschirr.
● An einer sorgfältig ausgewählten Stelle im Raum, an der
Sie einen besonderen Akzent setzen wollen, können Sie beispielsweise eine senkrechte Bahn »Makulatur« anbringen.
Es ist ein kräftiges, glattes Papier, das Sie in ganzer Bahn-
breite mit einer Volltonfarbe, die sich farblich in den Raum
einfügt, streichen können.
Oder Sie kleben eine Bahn gemusterte Tapete, die beispielsweise ein kräftiges Blumenmuster oder Dschungelmotiv hat,
an die Wand.
● »Capaplex«-Farbe, mit einem Schwamm aufgetragen,
bringt Bewegung in den Raum. Mit Hellblau beispielsweise
können Sie eine schöne Wolkenatmosphäre schaffen, was
sich im Bad oder im Schlafzimmer sehr gut macht.
● Ein kräftiger roter Punkt in einer Größe von 50 bis 70 cm
ist eine Raumdekoration, die Aufmerksamkeit erregen und
Ihnen selbst viel Energie geben wird.

Die »alten« Anstrichverfah-
ren, wie Kalk-, Lehmkreide-
oder Kaseinfarben, werden
wiederentdeckt: Naturfarben-
hersteller bieten heute eine
erfreulich breite Palette unter-
schiedlicher Wandfarben an,
die keine synthetischen, sondern natürliche Lösemittel wie
Zitrusschalenöl oder Balsam-
terpentinöl enthalten.

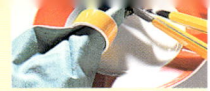

● Die Mauereinrahmungen von Fenstern in kräftigem Himmelblau vermitteln Räumen mehr Helligkeit und sonniges, südliches Flair.

● Machen Sie sich einen Raumteiler, der zugleich wie ein Objekt wirkt: Nehmen Sie farbiges Geschenkband, 2 bis 3 cm breit, beispielsweise in Gold, Orange oder Rot, und bringen Sie 5 bodenlange Streifen in einem Abstand von etwa 8 cm an der Decke an.

Um einen »etwas anderen« Vorhang zu kreieren, der bei offenem Fester immer leicht im Wind flattert, nehmen Sie noch einige Streifen mehr.

● Bringen Sie verschiedenfarbige Seidenschals in der Länge Ihres Fensters an einer Vorhangschiene an. Sie können dann immer die Farbe, die Sie gerade brauchen, vor das Fenster ziehen und die Sonne hindurchstrahlen lassen. So nutzen Sie die Wirkung des natürlichsten »Farblichtgerätes« der Welt.

● Mit einer Stoffbahn in Gold, Grün oder Mittelblau, dekorativ über Ihrem Bett drapiert, lassen Sie beruhigende Farben auf sich wirken und werden besser schlafen können.

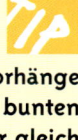

Ob Sie neue Vorhänge machen, das Sofa mit bunten Kissen bestücken oder gleich anders beziehen oder Tisch- und Tagesdecken variieren — es muß nicht unbedingt teurer Dekostoff sein. Normale Stoffe gibt es preisgünstig in Sonderangeboten und im Schlußverkauf.

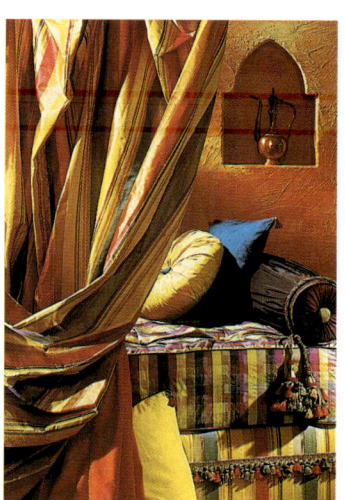
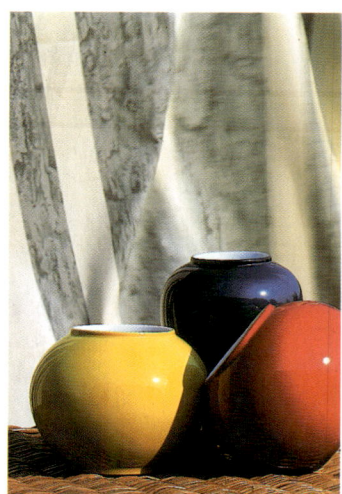

Vor allem Stoffe sowie Accessoires aus Keramik und Glas bieten sich für farbige Akzente in Wohnräumen an.

Atmosphäre schaffen mit Farben

Da Wohn- und Arbeitsräume gemeinhin mehrfarbig eingerichtet werden, sehen Sie in der folgenden Tabelle Kombinationen aus drei Farben, die bestimmte atmosphärische Aussagen haben.
Sie können sich daran mit Ihrer — nach außen gerichteten — Absicht orientieren oder dem Bedürfnis nach einer besonderen Stimmung folgen. Dies kann schon mit wenigen Accessoires gelingen.

	Farbkombinationen	Aussagen	Stimmungen, Atmosphäre
1	Grün mit Rosa und Gold	Freundlichkeit, Natürlichkeit, Weiblichkeit	Herzenswärme, Ruhe, Leichtigkeit
2	Rot, Blau und Grün	Power, Potenz, Männlichkeit	Energiegeladen, Spiel starker Kräfte
3	Gelb mit Hellgrün und Weiß	Lebendigkeit, Freiheit, Sauberkeit	Leichte, ungezwungene Offenheit und Weite
4	Mittelblau mit Apricot und Gold	Kostbar, edel, ernsthaft	Majestätische Ruhe, der »besondere« Raum
5	Apricot mit Gelbtürkis und Gold	Freier Geist, Fairness	Sorglosigkeit, Entspannung, Wärme
6	Schwarz mit Weiß und Rot	Energie, Modernität, Dynamik, Männlichkeit	Techno-Atmosphäre, angespannte Wachheit
7	Blau mit Weiß und Silber	Klarheit, Konkretheit, Männlichkeit, Technik	Kühle, Weite, Geräumigkeit
8	Dunkelorange und/oder Beige mit Braun und Oliv	Sicherheit, konstante Werte	Wärme, Gemütlichkeit, Höhle

Wenn nicht extra anders genannt, ist bei allen Farbbezeichnungen immer der klare Mittelwertton einer Farbe gemeint, wie etwa ein Mittelblau bei der Angabe von Blau oder ein Sonnengelb, wenn einfach nur Gelb angegeben ist.

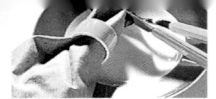

Raum und Zweck

Räume	(++) Energiezufuhr	(--) Energiereduktion
Wohnzimmer	Mit den Farbkombinationen von Seite 149: 1. Grün — Gold — Rosa, 2. Rot — Blau — Grün, 8. Dunkelorange — Braun — Oliv. Grundsätzlich viele Rot- und Orange-Elemente als Bilder, Kissen, Möbelstücke. Komplementär-Kontraste: Rot und Grün zusammen mit Orange, Violett und Gelb zusammen mit Rot, Blau und Orange zusammen mit Gelb.	Mit den Farbkombinationen von Seite 149: 3. Gelb — Hellgrün — Weiß, 4. Mittelblau — Apricot — Gold, 5. Apricot — Gelbtürkis — Gold, 7. Blau — Weiß — Silber. Zarte Pastellfarben im Ton-in-Ton-Verlauf. Kontraste sind zu vermeiden. Zartes Rosé für die Wände mit naturfarbenem Holz oder Korb und grünen Polstern. Rosenmuster und Wassersymbole oder ein Springbrunnen.
Schlafraum	Im Schlafraum sollte man zur Ruhe kommen, deshalb keine Power-Farben verwenden! Ausnahme: Rote Nachttischlampe bei niedrigem Blutdruck und zur sexuellen Stimulierung.	Wände in Cremeweiß, Hellblau oder Grün. Unifarbene Bettwäsche in Weiß, Apricot, Mittel- bis Dunkelblau oder Grün. Integration von Goldelementen. Hellblaue Fensterrahmen und Vorhänge.
Küche	Zur Appetitanregung: Sonnengelbe Wände mit roten und orangefarbenen Accessoires.	Zur Appetitreduktion: Alles in kühlen Tönen gehalten — Hellblau, Taubenblau, kühles Mint.

Um Ihnen einen gezielten Einsatz der »richtigen« Farben zu ermöglichen, richte ich mich in dieser Tabelle wieder nach dem Prinzip von Energiezufuhr (++) und -reduktion (--), wie in dem Kapitel über die Heilkräfte der Farben beschrieben (Seite 126).

	Alles in warmen gelb-grundigen Farben gehalten. Verwendung von Naturholz.	Chrom, Aluminium, Edelstahl. Dazu Accessoires oder die Wand des Eßbereichs in Violett oder Flieder.
Bad, Toilette	Ein roter Bademantel und rote Handtücher. Rote Badevorleger, Gardinen. Messingelemente.	Badevorleger in Blau oder Blautürkis, ebenso Gardinen und Handtücher. Elemente in Chrom, Edelstahl.
Eingang	Rot/Grün/Blau-Kontrast als Vollton-Anstrich, dazu orangefarbene Accessoires.	Violett und Flieder sensibilisieren. Vorwiegend Weiß mit einer Wand in ruhigem Blau.
Kinder zimmer	Apricot, Gelb, Hellgrün mit vielen bunten Elementen in den Spektralfarben. Keine gedeckten Töne verwenden, keine dunklen Farben, kein Braun.	Nur bei hyperaktiven oder aggressiven Kindern verstärkt Blau verwenden. Beachten Sie, daß der Raum dadurch spürbar kühler wird.
Arbeits-raum	Gemildertes Weiß zusammen mit Kombinationen von Seite 149: 2. Rot — Blau — Grün, 6. Schwarz — Weiß — Rot, 8. Beige — Braun — Oliv — entsprechend der Absicht.	Gemildertes Weiß zusammen mit Kombinationen von Seite 149: 1. Grün — Gold — Rosa, 3. Gelb — Hellgrün — Weiß, 4. Mittelblau — Apricot — Gold, 5. Apricot — Gelbtürkis — Gold, 7. Blau — Weiß — Silber — entsprechend der Absicht.

Wenn nicht extra anders genannt, ist bei allen Farbbezeichnungen immer der klare Mittelwertton einer Farbe gemeint, wie ein Mittelblau bei der Angabe von Blau oder ein Sonnengelb, wenn einfach Gelb angegeben ist.

Bücher, die weiterhelfen

Farbenlehre

Heller, Eva, Die wahre Geschichte von allen Farben; (Kinderbuch), Lappan-Verlag, Oldenburg

Heller, Eva, Wie Farben wirken; Rowohlt Verlag, Reinbek

Itten, Johannes, Die Kunst der Farbe – Studienausgabe; Ravensburger Verlag, Ravensburg

Küppers, Harald, Harmonielehre der Farben; DuMont Verlag, Köln

Küppers, Harald, DuMont Farbenatlas; DuMont Verlag, Köln

Verspohl, Theresa, Entstehung und Geheimnis des Regenbogens; Mellinger-Verlag, Stuttgart

---

Die Heilkräfte der Farben

Dinshah, Darius, Es werde Licht; Malaga NJ/USA – zu beziehen bei Alexander Wunsch, Heidelberg (Seite 153)

Gimbel, Theo, Heilen mit Farben; AT-Verlag, Aaram/Schweiz

Hunkel, Karin, Das Arbeitsbuch zur richtigen Farbentscheidung; Hugendubel Verlag, München

Liberman, Jacob, Die heilende Kraft des Lichts; Scherz Verlag, Bern

Mandel, Peter, Farben: die Apotheke des Lichtes; Mandel-Institut, Bruchsal

Ray, Clarissa, Mit Farben meditieren; Edt. Tramontane, Bad Münstereifel

Riedel, Ingrid, Farben in Religion, Gesellschaft, Kunst und Psychotherapie; Kreutz Verlag, Stuttgart

Ryberg, Karl, Farbtherapie; Musik-Verlag, München

Steiner, Rudolf, Das Wesen der Farben; Steiner Verlag, Dornach

Sun, Howard u. Dorothy, Neuer Schwung durch Farbe; Hermann Bauer Verlag, Freiburg

Vollmar, Klausbernd, Farben – ihre natürliche Heilkraft; Gräfe und Unzer Verlag, München

Wills, Pauline, Wie Farben heilen; Aurum Verlag, Braunschweig

Wilson, Annie, Bek, Lilla, Farbtherapie; Scherz Verlag, Bern

Edelsteine

Bind-Klinger, Anita, Heilung durch Harmonie; Aquamarin-Verlag, Grafing

Chocron, Daya Sarai, Heilen mit Edelsteinen; Hugendubel Verlag, München

Gienger, Michael, Die Steinheil-
kunde; Neue Erde, Saarbrücken

Sperling, Renate, Vom Wesen der
Edelsteine; Aquamarin-Verlag,
Grafing

Farben im Alltag

Guild, Tricia, Farbberatung Wohnen; Augustus Verlag, Augsburg

Hunkel, Karin, Das Arbeitsbuch
zur richtigen Farbentscheidung;
Hugendubel Verlag, München

Nencki, Lydie, Die Kunst des Fär-
bens mit natürlichen Stoffen;
Paul Haupt Verlag, Bern

Adressen, die weiter-helfen

INDIGO
Ganzheitliche Farbberatung
Karin Hunkel
Schillerstraße 76
63263 Neu-Isenburg

Hier können Sie Adressen von
ganzheitlich arbeitenden Farb-
beraterinnen in Ihrer Nähe
erfahren.
Ebenso erhalten Sie hier die im
Buch beschriebenen Prismen,
Farbfolien und Farbpässe.
Wenn Sie Ihren Farbtyp bereits
kennen und einen von der Auto-
rin entwickelten Farbpaß besitzen wollen, fügen Sie Ihrer
Bestellung bitte einen Verrech-
nungs-Scheck über DM 50,—
(inkl. Versandkosten) bei. Die
Angabe Ihres Farbtyps und Ihrer
Adresse nicht vergessen!
Wenn Sie sich für eine Ausbildung zur »Ganzheitlichen
Farbberaterin« interessieren,
fordern Sie bitte ausführliches
Informationsmaterial an.

Dinshah-Spectro-Chrom-Lampen
und Dinshah-Folien bei:
Alexander Wunsch
Bergheimer Straße 116
69115 Heidelberg

Farbheilungs-Ausbildungsstätte:
Hygeia College
Theo Gimbel
Brook House, Avening
Tetbury GLS 8NS
Great Britain

Adressen deutschsprachiger

Adressen deutschsprachiger
Therapeuten, die am Hygeia College ausgebildet wurden, erhalten Sie bei:
Aurum Verlag
Georg-Westermann-Allee 66
38104 Braunschweig

Farbbehandlung, Ausbildung,
Behandlungsgeräte:
Peter Mandel
MeTe PRO GmbH
Hildastraße 8
76646 Bruchsal

Therapeut und Ausbilder:
Klausbernd Vollmar
Cobblestones, Cley next the sea
Holt/Norfolk NR25 7 RE
Great Britain

Aura-Soma — Adressen von
Beratern:
Aura-Soma
Gohrstraße 24
42579 Heiligenhaus

Therapie mit Licht und Farben
nach Jacob Liberman —
Information unter:
Universal Light Technology
P.O. Box 520
Carbondale
Colorado 81623
USA

Farblicht-Stimulation als Zusatz
in der Sauna (Rot, Grün, Blau,
Gelb) bei:
Klafs Saunabad
Daimlerstr. 39
74523 Schwäbisch Hall

Glühbirnen in 6 Farben von
Philips und OSRAM
im Fachhandel erhältlich

Sachregister

Unser Gesundheits- Programm

Um dauerhaft gesund zu bleiben, vertrauen viele Menschen heute wieder auf die eigenen Kräfte und gehen bewußter mit Körper und Seele um. Die **Ratgeber Gesundheit** von Gräfe und Unzer bieten Expertenrat zu aktuellen Gesundheitsthemen und eine Fülle von praktischen Übungsprogrammen. Sie zeigen, wie man die eigenen Kräfte mobilisieren und das Wohlbefinden steigern und erhalten kann.

Intensiv und umfassend informieren die **Großen GU Ratgeber** über wichtige Themen wie „Homöopathie", „Fasten", „Ätherische Öle" und „Heilpflanzen".

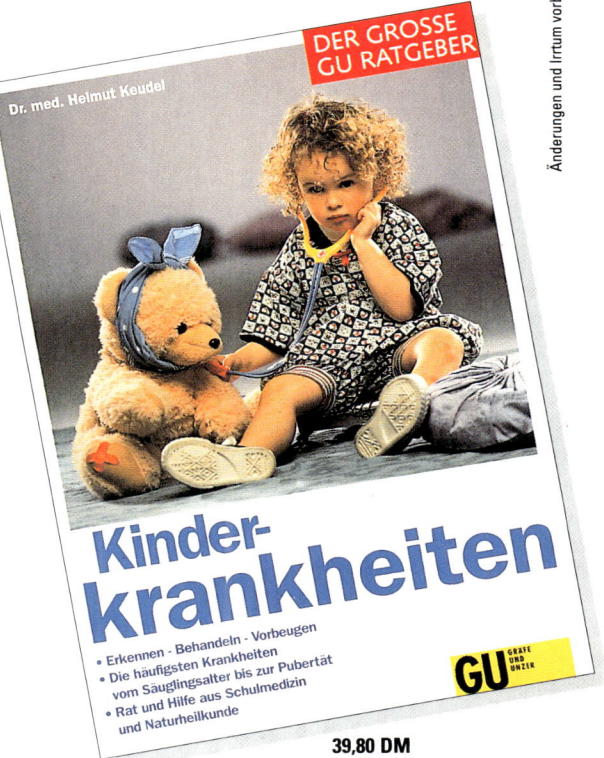

DER GROSSE GU RATGEBER

Dr. med. Helmut Keudel

Kinder- krankheiten

- Erkennen - Behandeln - Vorbeugen
- Die häufigsten Krankheiten vom Säuglingsalter bis zur Pubertät
- Rat und Hilfe aus Schulmedizin und Naturheilkunde

39,80 DM

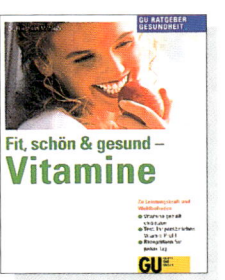

Fit, schön & gesund – **Vitamine**

19,80 DM

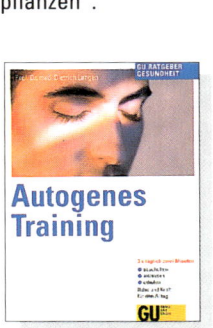

Autogenes Training

19,80 DM

Rückenschule
Aktiv gegen Verspannung und Schmerz

19,80 DM

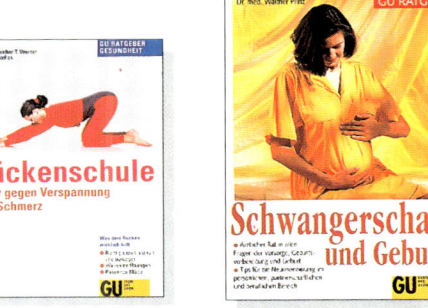

DER GROSSE GU RATGEBER

Dr. med. Walther Prinz

Schwangerschaft und Geburt

39,80 DM

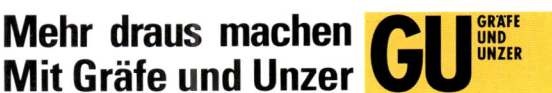

Mehr draus machen Mit Gräfe und Unzer GU GRÄFE UND UNZER

Impressum

© 1996 Gräfe und Unzer Verlag GmbH, München
Alle Rechte vorbehalten. Nachdruck, auch auszugsweise, sowie Verbreitung durch Film, Funk und Fernsehen, durch fotomechanische Wiedergabe, Tonträger und Datenverarbeitungssysteme jeder Art nur mit schriftlicher Genehmigung des Verlages.

Redaktion
Reinhard Brendli M.A.
Lektorat
Felicitas Holdau
Umschlag- und Innengestaltung
Vision Creativ Design, München
Herstellung
Eva Hehemann
Satz
Vision Creativ Design, München
Repro
PHG Litho, Planegg
Druck und Bindung
Kaufmann, Lahr

Fotos und Illustrationen
Bavaria Bildagentur: Umschlag vorne, Seite 58 (P. King)
Eschenbach Porzellan: Seite 148 rechts
Freies Deutsches Hochstift — Frankfurter Goethe-Museum: Seite 34 (Rolf Lenz)
JAB (Josef Anstoetz): Seite 148 links
Jahreszeiten-Verlag: vordere Umschlagklappe oben (Ch. v. Jenisch), Seite 44 (Michael Keudel), 66-67 (Ch. v. Jenisch), 141, 142 (H. Hassenrück), 145, Umschlag hinten (Michael Keudel)
Gudrun Kutter: Seite 27
Mike Masoni: Seite 117

Mauritius: Seite 7, 21 (Arthur), 33, 47 (Hubatka)
Sigmar Müller: Seite 146
Ernst Neukamp: Seite 31
Photo AKG: Seite 112
Reiner Schmitz, Kai Stiepel (Studio Schmitz), Jeanette Heerwagen (Styling): vordere Umschlagklappe Mitte und unten, Seite 3, 23, 35, 36, 77-109, 111, 122-126, 135, hintere Umschlagklappe oben
Tony Stone Bilderwelten: Seite 2 oben (Dan Bosler), 19 (Jo Browne, Mick Smee), 29 (Dan Bosler), 39 (Alan Levenson), 41 (David Stewart), 50, 55, 56 (Peter Correz), 60 (Dan Bosler), 61 (Peter Correz), 72 (James Darell), 131 (Michael Busselle)
Friedrich Strauß: Seite 14
ZEFA: Seite 2 unten, 4 (Jortzik), 17 (Hackenberg) 11, 54 (H. G. Rossi), 61 (Wartenberg), 120 (Sytnyk), 137 (Jürgen Becker), 138 (P. Adams), 140 (Jortzik), 143 (Jürgen Becker), hintere Umschlagklappe unten (P. Adams)

Wir danken:
Den Firmen »CM by Pabst«/München und »Dongo Design«/Frankfurt (Kleidung) sowie »Face Make-up Studio Horst Kirchberger«/München (Make-up) für Leihgaben zum Styling der Fotos.

Umwelthinweis
Dieses Buch wurde auf chlorfrei gebleichtem Papier gedruckt. Um Rohstoffe zu sparen, haben wir auf Folienverpackung verzichtet.

ISBN 3-7742-2897-3

Auflage	5.	4.	3.	2.
Jahr		2000	99	98	97